がんを告知されたら読む本

専門医が、がん患者に
これだけは言っておきたい“がん”の話

谷川啓司
ビオセラクリニック院長・医学博士

プレジデント社

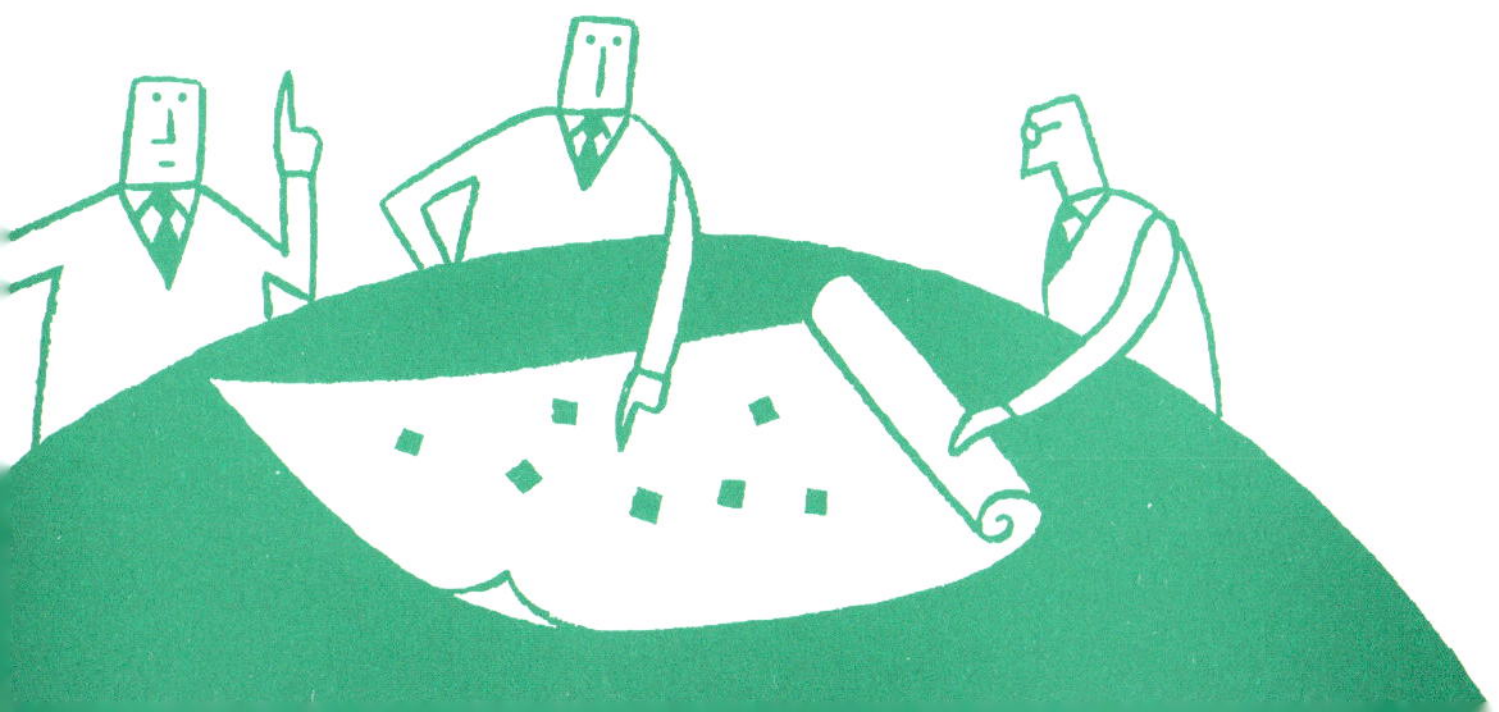

はじめに

日本人にとって、がんはとても気になる病気です。

健康管理に気をつけている人は定期的にがん検診受診を欠かさないでしょうし、がん検診を義務づけている職場もあります。結果が出るまでの数週間は、なんとなく落ち着かない、という人も多いでしょう。

またテレビや雑誌を見ても「がん予防に効く食品」や「がんにならない生活習慣」など各種の情報が氾濫しています。有名人ががんになったことを公表すれば、それだけでニュースになります。これも私たちのがんという病気への関心の高さを示すものでしょう。

しかし**関心が高いわりには、がんについて正しい知識を持つ人は少ない**のではないでしょうか。

私は、がんを専門分野としている医師ですので、がんをテーマにした講演を頼まれることがあります。

あるとき私は講演で、次のようなことを話しました。


がんと診断されたからといって、すぐに死んでしまうわけではない。あわてなくていい。痩せこけたりするのは長いがんの過程の最後の最後であり、苦しんだり、髪が抜けたりするのは、ほとんどが治療の影響である。

がんそのものが痛みや苦しみを生じさせることは少ない。

私たちの身体には免疫という病気と戦うしくみが備わっており、がんの治療においても、この免疫の力を上げることがとても大事である。

がんを完治させるのは難しいけれど、治療によってその人本来の寿命に近づくことができれば、それは天寿をまっとうしたと言えるのではないか。

これらは私が常日頃から主張していることで、講演ではこれと同じことをわかりやすくお話ししたつもりでした。

講演会の後は懇親会が開かれ、私はその席で隣り合わせた方とご挨拶し、名刺を交換しました。その方は、「今日はよいお話を聞きました。がんになってもあわてる必要はないのですね」と講演の感想を述べてくれました。

ところがその一週間後。その方から電話がかかってきました。なんだかひどく動揺しています。

「先生、がんと診断されてしまいました！　私、いったい、どうしたらいいですか？」

あれほど「がんになってもあわてることはないんですね」と言っていたのに……。

人間は、いざ自分ががんになると、たった一週間前に聞いたことでも忘れてしまうのだと、よくわかった出来事でした。

それ以来、私は「がんという病気について、一般の人にわかりやすく説明する本が必要だ」と思うようになりました。講演は一週間で忘れてしまうかもしれませんが、本なら手元に置いておけばいつでも読み返せます。

実は、**私は父と妻をがんで亡くしています。ですから、がんを治したいという気持ちを人一倍強く持っていますし、普通の医師にも増して患者さんの不安や、ご家族の悩みも理解しているつもりです。その不安や悩みを少しでも減らしたい。**心からそう思っています。

特に患者さんの不安は、心理的に不安定な状態になるだけでなく、治療効果を下げることにまでつながってしまいます。

不安を減らすために、もっとも大切なこと。それはがんについて正しい知識を持つことです。そのためにも、できるだけ多くの人に、がんについての正しい知識を持っていただきたいと考え、本書を執筆することにしたのです。

患者さんや、そのご家族が、**がんの基本的な知識を正しく俯瞰《ふかん》的に得ることは、実際には容易ではありません。**

なぜなら、ほとんどの医師は非常に忙しく、患者さんの疑問に十分答える時間がないからです。

「診察を待っている患者さんが何十人もいる中で、一人の患者に〝がんのなりたち〟から説明している時間はない」というのが医師たちの本音だと思います。

その結果、患者は、診断や治療を受けているにもかかわらず、いつまでたってもがんという病気について知らないことだらけです。「がんのステージはいくつで、こんな治療をします。副作用や合併症はこういうものです」というような当面のことは聞けても、がんについての根本的な質問はしにくいものです。根本的な質問とは、

がんとは何か？

なぜ、がんができるのか？

がんのどこが怖いのか？

というような、いわば素朴な疑問です。**この基本的なところがわからないと、どんな治療法を選ぶにせよ、心からの納得は得られません。**

まずは、がんについて、しっかり知る。これが大切なのです。

この本では専門的な表現はあえて避けました。
がんや治療法について、患者さんが最低限知っておくべき基本的なことを、平易な表現で誰にでもわかるように書きました。
皆さんにとって、がんの知識が深まる一助になれば、と願っています。

がんは日本人の死因の第一位の病気です。これからもがんを告知される人はたくさんいるでしょう。がんを告知された方や、そのご家族だけでなく、若くて健康な人も含め、できるだけ多くの方に読んでいただきたいと思っています。

２０１５年　９月

ビオセラクリニック院長・医学博士　谷川啓司

がんを告知されたら読む本

目次

CONTENTS

第3章 なぜ、がんは治りにくいのか？
——免疫の基本

第4章 がんに免疫がうまく働かない理由

第5章 がん治療の基本

第6章 がんの三大治療

第7章 治療で目指すべき目標

第8章 三大治療以外のがん治療

第9章 免疫力を上げる

第10章 がん治療と心

第1章 がんを知ろう

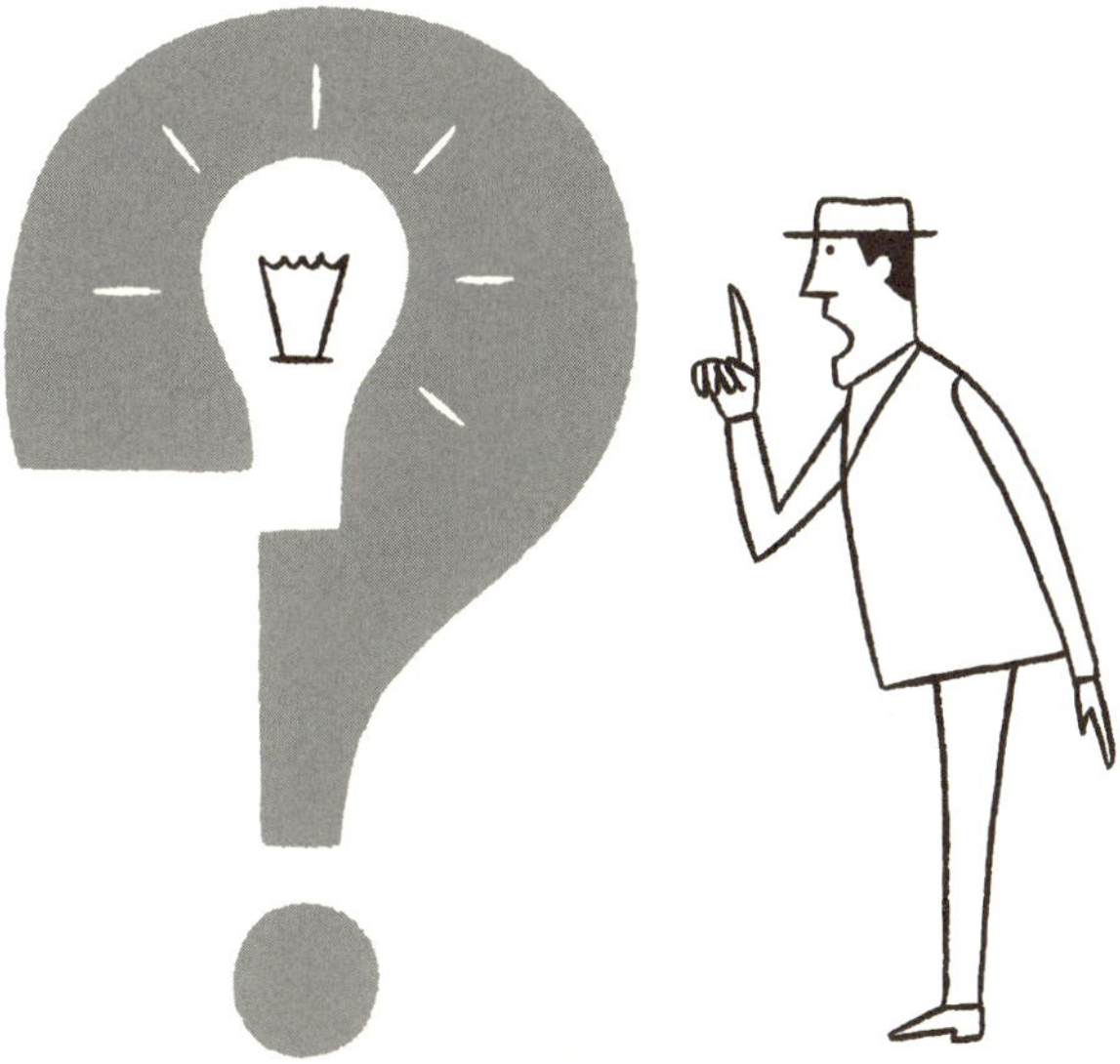

Q なぜがんは怖いのでしょうか？

A

人はよく知らないものを怖いと感じるからです。

がんという病気がどういうものか、本当に知っていますか？

末期の恐ろしい状態だけを頭に思い描いていませんか？

がんの実態を知れば、恐怖心はきっと薄れるはずです。

1 がんは怖くない

自分にがんの疑いがあると告げられたときのショックは、計り知れないものがあります。家族ががんになったときも同様でしょう。取り乱し、何も手に付かず放心状態になり、落ち込んでしまう人がほとんどです。なぜそうなるかといえば、「がんの告知＝死の宣告」と受け止めてしまうからにほかなりません。

しかし医師として言えば、不安があることはよくわかりますが、**なにもその時点で、そこまでショックを受ける必要はない**ということがほとんどです。

あなたは、がんという病気がどういうものか、本当にわかっていますか？　ただテレビドラマや映画などで見たことのある、末期がんの恐ろしい状態だけを思い描いていないでしょうか。

現代は日本人の3人に1人ががんで亡くなり、2人に1人はがんにかかるという時代です。しかし、がんは怖い病気だ、といった漠然としたイメージだけがあり、その実態について正しい知識を持っている人は非常に少ないのが現実だと思います。

いま大事なのは、がんという病気について正しい知識を得ることです。なぜなら、恐怖は無知から生まれるからです。逆に言えば、恐怖は知ることで薄れます。

進行しなければがんは怖くない

まず、がんはとても痛みを感じるとか、非常に苦しむ病気というイメージがありますが、**がんは相当進行しなければ、痛くもかゆくもありません。**たいていの人は告知されたばかりの時点では、どこも具合が悪くないことが多いものです。それなのに、がんだと言われたとたん、末期がんで苦しむ人のイメージを自分に重ね合わせてパニックになってしまいます。

でも、よく考えてみてください。がんが見つかったのは最近でも、がんが身体に発生したのは、ずっと以前のことです。つまり、ずいぶん前からがんがあったにもかかわらず、気がつかなかったということは、症状がないということです。

がんがあっても、まったく苦痛がなく、食欲も普通にあり、日常生活に何も支障がない場合も珍しくありません。痛みや違和感などの症状を訴える人でも、その大半はがんとは直接関係ないこともよくあります。

　多くの人が誤解していることですが、**がん細胞そのものに痛みや苦痛を引き起こす性質はありません。**もしがんの治療中、日常生活に支障があるとすれば、その多くはがん細胞やその塊がつくり出すというよりも、がんの治療によって引き起こされることのほうが多いといえます。

　つまり一般的ながんのイメージのように、痛みに苦しみ、痩せて、生気を失う状態は、がんがかなり進行して治療ができない状況やそれに近いときのことです。がん細胞が初めて身体の中で発生してからの時間の経過を考えれば、それは本当に最後の最後の一時期でしかありません。したがって、これから治療を行う人や行っている最中の人にとっては、その状態を想像することは、いたずらに不安をあおるだけで、まったく意味のないことなのです。

　このように**正しい知識があれば、がんを必要以上に恐れることはありません。**しかし医療関係者でない一般の人が、がんについて正しい知識を得るのはなかなか難しいことです。

患者さんの中には、自分ががんという病気である事実を受け止めようとして、いろいろ調べてみる人がいます。しかし今の世の中は情報が多すぎるため、多くの場合、かえって混乱することが多いようです。患者さんの体験談を参考にする人もいますが、状況が異なる人の治療内容を鵜呑みにすることは危険な場合すらあります。

忙しくて十分な説明ができない医師

自分で調べてもよくわからないから、**診察してもらっている先生に詳しく聞いてみても、患者側が期待するほどの答えをもらえることは、まずありません。なぜなら医師は非常に忙しく、がん患者は大勢いるからです。**

主治医は必要最低限のことしか答えてくれず、結局よくわからないまま、治療が始まっていきます。そうして決して患者さんの疑問や不安が解消されたわけではなく、ただ医師の用意した道を突き進むだけのことがほとんどです。

この不安は、知らない夜道を歩くときの気持ちに似ているかもしれません。同じ道でも、明るい日中であればさほど怖くないものです。ディズニーランドに「スペースマウンテン」という暗闇の中を進むジェットコースターがありますが、あれがもし明るい屋外であれば、それほどスリルを味わうことはないはずです。

つまり「知ること」には恐怖をやわらげる効果があるのです。のちほど詳しく説明しますが、精神的に落ち込み、将来を悲観することは身体の免疫を低下させてしまいます。

したがって**がんを告知されたら、まずしなければいけないのは、がんは怖いというう表面的なイメージにとらわれるのではなく、がんという病気の実態を知ること**です。がんという病気の内容や行く末を本当に理解することで、今後の対策を立てることができるのです。

2 がん細胞の特徴①

がんは増え続ける

がんについて、殺人ウイルスのようなイメージを持っている人がいるかもしれません。まるで細胞そのものに毒があって、それがじわじわと人を苦しめるような……。

しかし、**がん細胞自体に痛みや苦痛を引き起こす力はありません。**

がんとは一言でいうと、**がん細胞という役に立たない細胞が増え続ける病気**です。

がん細胞はもともと身体には存在しなかった細胞ですが、たまたま遺伝子に起こった間違いが重なり、偶然できたものです。するとそれがどんどん増えて塊をつくっていくため、いろいろと困ったことが起こるのです。

がん細胞には、正常な細胞とは違う次のような特徴があります。

❶いつまでも増え続ける

❷発生場所とは別の場所に転移できる

まず❶の「いつまでも増え続ける」という性質について説明しましょう。

私たちの身体は、肉眼で見ることができないほど小さな細胞が大量に寄り集まってできています。細胞の数がどれくらい多いかというと、成人で約60兆個といわれています。

こんなにたくさんある細胞ですが、もとをたどれば、お父さんの精子とお母さんの卵子が結合してできた受精卵という、たった一つの細胞です。それが、お母さんの体内で細胞分裂を繰り返し、徐々に人間の姿になっていきます。赤ちゃんとして生まれてくるときは、すでに細胞の数は数兆個になっているのです。

遺伝子のコピーミスが、がんの始まり

10代後半になると成長が止まり、一つの受精卵から増え続けた細胞数はついには約60兆個で落ち着きます。しかし、その後も細胞が分裂して増えようとする変化がなくなることはありません。それでも身体を構成する細胞数は相変わらず60兆個のままです。なぜでしょうか？　そこで忘れてはいけないのが、細胞にもかならず寿命があっ

て死ぬということです。

たとえば50歳の人の身体のいろいろな部分に、18歳のときに存在した細胞とまったく同じ細胞が今も生きているかというと、実はほとんど残っていません。私たちは人間としての寿命は何十年と長くても、人体を構成する細胞の寿命はそれほど長くはないからです。

それにしては不思議なことに、私たちの身体は何十年も外見的にほとんど変わらず、やはり細胞数は約60兆個のままなのです。それは細胞が寿命で死んでいくのとほぼ同じ速度で、もともとあった細胞が分裂し増えているからです。だからこそ私たちの身体は基本的に同じ形を保っているわけです。

死んだ細胞は老廃物として排出されます。皮膚の表面の細胞であれば、垢になって身体からはがれ落ちていきます。しかしそれと同時に、新しい皮膚の細胞が奥から生まれて出てきます。細胞の寿命が尽きて、垢となり排出される速度と、新しい細胞が皮膚の奥から生まれる速度が同じで、両者のバランスがとれているからこそ、皮膚が極端に厚くなったり薄くなったりしないのです。

それは胃の細胞であれ、肝臓や肺の細胞であれ、身体中どこでも同じです。身体の内部の細胞の入れ替わりは、目に見えない身体内で行われているので、皮膚の垢のようには気がつかないというだけです。

このように細胞が入れ替わっても、私たちの見た目が別人に変わったりしないのは、細胞が新しくできるたびに古い細胞の遺伝子をそのままコピーするからです。遺伝子は細胞の中に備わっている情報であり、その人らしさを形づくる人体の設計図のようなものです。私たちはたった1個の受精卵として始まってから、赤ちゃんとして生まれ、成長し、そして死ぬまでの間、数え切れないほど、この細胞分裂という〝遺伝子のコピー〟を繰り返すことになります。

しかし、**遺伝子のコピーをするとき、たまにミスが起こります。**遺伝子という人体の設計図には、細胞分裂して新しく細胞が生まれる周期も書かれているのですが、細胞が遺伝子をコピーするとき、たまたまその部分の情報を写し間違えて**「古い細胞が死ぬのを待たずに新しい細胞が生まれる」**性質を持ったと想像してみてください。

たとえば4週間で生まれ変わる細胞が、遺伝子のコピーミスで、4週間ではなく、たった4日で次の新しい細胞が生まれるようになったとしましょう。

増え続ける細胞

本来、細胞が分裂して増えていく時間と、できた細胞の寿命が尽きる時間が同じであれば、代替わりしてもその細胞はずっと一つのままですが、この間違った細胞は、4日後には2個になります。もとの細胞は本来の寿命である4週間には程遠いので、まだ生きているのに、次の細胞が生まれてしまうからです。したがって、2個の細胞が同時に存在することになります。

この調子でいくと、8日目にはそれぞれが2個ずつ増えて、合計4個になります。さらに4日たつと、それぞれが2個ずつになり、間違った細胞は全部で8個になります。このように間違った細胞は倍、倍、倍と、どんどん増えていきますから、初代の間違った細胞がやっと寿命を迎える4週目には、すでに間違った細胞の総数は128個になっているというわけです。

このように**間違った細胞は「寿命で死ぬ前に数多く分裂し、いつまでも増え続ける」**

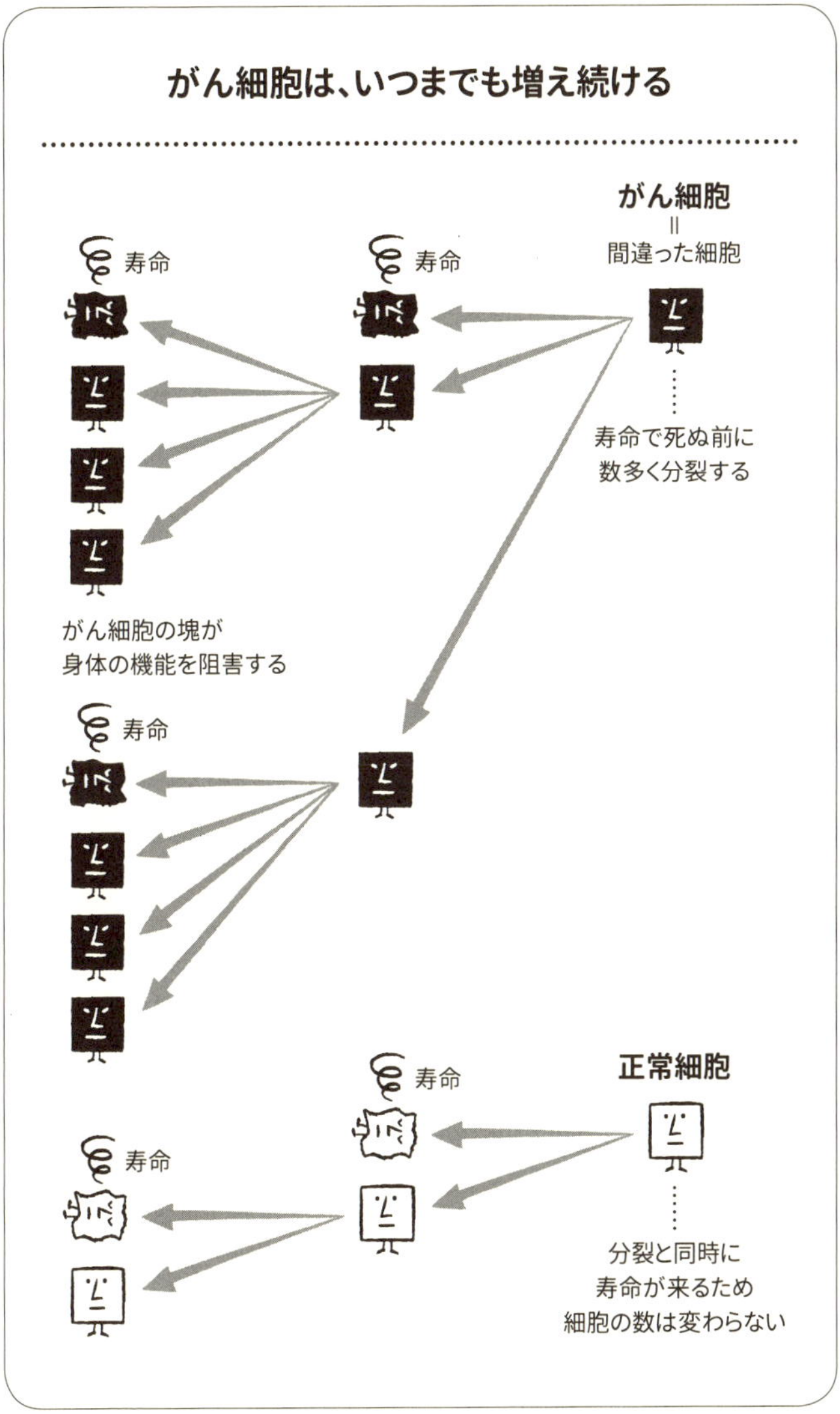
がん細胞は、いつまでも増え続ける
がん細胞
||
間違った細胞
寿命で死ぬ前に
数多く分裂する
寿命
寿命
がん細胞の塊が
身体の機能を阻害する
寿命
正常細胞
寿命
寿命
分裂と同時に
寿命が来るため
細胞の数は変わらない

性質を持ってしまったことになります。これが、〝増え続ける〟というがんの特徴にほかなりません。

間違った細胞が増え続けると、その細胞が集まって塊を形成します。細胞が集まって塊をつくることを「腫瘍ができる」と言います。しかし、腫瘍ができるだけではがんとは言いません。普通、がんと言えば、「悪性」の腫瘍だけを指します。この「悪性」というのが、次に説明するもう一つのがん細胞の持つ性質、転移できる性質です。

3 がん細胞の特徴②

がんは転移する

間違った細胞がどんどん増え続けるのががんの特徴ですが、それだけなら怖い病気でもなんでもありません。ただの細胞の塊ならばメスやレーザーで取ってしまえば終わりです。

しかし、がんにはもう一つ、別の特徴があります。それが**「身体のほかの場所に浸潤（広がりながら増えること）や転移できる」という性質**です。**この特殊な性質がなければ良性腫瘍、あれば悪性腫瘍**ということになります。この悪性腫瘍が〝がん〟なのです。

正常な細胞は、その細胞が本来いるはずの場所でしか生きることはできません。大腸の細胞は肝臓では生きられないし、肺の細胞は脳や骨の中では生きられないのです。

私たちの身体をつくっている細胞は、もともとはたった一つの細胞（父親と母親の受精卵）からできたものですが、胎児のときにいったん骨や内臓の細胞になってしまうと、もう逆戻りはしません。たとえば一度筋肉になった細胞は、何度細胞分裂をしても筋肉の細胞のままで、他の臓器になったりしないわけです。

もし私が自分の皮膚の細胞を採取して肝臓に移植しても、皮膚の細胞は肝臓にくっついて生きていくことはできません。私の大腸の細胞を肺にくっつけようとしても、あるいは乳腺の細胞を骨に移植しようとしても、細胞ははがれ落ちて死んでしまい、もといた場所と違う場所で生きることはないのです。

例外は火傷の皮膚移植や狭心症のバイパス手術のようなものです。これは皮膚を別の皮膚に、血管を別の血管にと、同じ組織同士で移植するからうまくいくのです。

これらの例外を除けば、人間の細胞はもといた場所を離れると基本的には生きていけません。ところが、**がん細胞だけは他の場所に移しても、その臓器にくっついて、その場所で生きられる能力を持っています。**

がん細胞は、死ぬ周期より生まれる周期のほうが速いので、細胞が増えて塊となって育っていきます。ですから、本来いた場所よりも外側の違う組織にのめり込むように増えることがあります。また、その増えていく過程で血管やリンパ管に侵入すれば、その一部が血液やリンパ液にのって運ばれ、どこか他の臓器で引っ掛かって止まることがあります。

これが正常な細胞であれば、本来あるべき場所とは異なるためすぐに死んでしまいますが、**がん細胞は浸潤（広がりながら増えること）した隣の臓器や、血管やリンパ管で運ばれて引っ掛かった臓器でも増え続け、そこでも塊をつくってしまう**ことになります。これが「がんが浸潤する」「がんが転移する」ということです。

がん細胞と正常な細胞の違い

がん細胞の2つの特殊な性質

1 増え続ける性質

細胞が死ぬよりも生まれる速度が速いため永遠に増えていく

2 転移できる性質

他の臓器に移っても生きていける

上記の2つの性質を満たす細胞

＝

がん細胞

4 転移の実態

以上のように、**がんとは、私たちの身体の中に本来はなかった間違った細胞が偶然できてしまい、それがどんどん増え続けて、さらに本来の場所とは異なる場所へも移って増え続けていく病気**です。

ただし、がん細胞は、どの臓器にもくっついて生きていくかというと、そうではありません。がん細胞によっては、肝臓にはくっつくけれど骨にはくっつかないとか、肺と脳にはくっつきやすいけど肝臓にはつきにくい、などということもあります。

この違いは、そのがん細胞にどの程度の遺伝子の変異が起こったかによるものです。遺伝子の変異は千差万別なので、どこの臓器に転移できるかを確実に予測するのは非常に困難です。ただし、**そのがんがどこに転移しやすいかは、これまでの統計データや経験則から推測することは可能です。**

手術後に「がんが再発しました」と言われることがあります。再発というと、新しいがん細胞が生まれたと勘違いする人もいるようですが、実は、手術のときは見えなかったところにがん細胞が残っていたり、血管やリンパ管を通って移動したがん細胞が大きくなったりして見えるようになったということなのです。

がんを手術するときに、がんのあった臓器の外側にがん細胞がポロリとこぼれ落ちて増えていき、お腹や胸の中に塊をつくる場合もありますが、再発したがんの多くは、すでに手術の前に血管やリンパ管から転移していたものです。

血液やリンパ液から転移することも

なぜこのようなことが起こるかというと、**手術で見えるがんは取り切っていても、血液やリンパ液の中にがん細胞が飛び出て、身体を循環していることがあるから**です。

しかし、少なくとも手術をする段階でＣＴやＭＲＩで確認できる大きさのがんがなければ、「がんは転移していない」と判断されます。**がんの塊は最低５㎜《ミリ》程度なければ、現在の医療技術をもってしても確認することは難しいのです。**

最近では血液中に循環しているがん細胞を検知する機械もありますが、それでもどこかにくっついて大きくならなければ「転移している」とは診断されませんし、循環しているがん細胞があっても必ずどこかの臓器に転移するとは言い切れません。

ただし、そのがんの進行してきた経緯や、血液やリンパ液の流れ方を参考にして、がん細胞が流れて行きやすい臓器を推測することはできます。たとえば、胃、大腸、膵臓にある血管（静脈）の流れは、ほとんど肝臓に向かっています。

つまり胃がん、大腸がん、膵臓がんなどの場合、肝臓という臓器を一度通過するので、がん細胞が肝臓にくっつくチャンスは他の臓器よりも多いことになります。

しかし、そのがん細胞に肝臓で生きられる性質がなければ、たとえ肝臓に物理的にくっついても生き続けられません。生着して塊をつくれなければ転移はしないのです。ところが肝臓でも生きていける性質を持っていれば、細胞は増え続けます。そしてCTや超音波で確認できる塊をつくっていれば肝臓に転移していると判定されるのです。

つまりどの臓器に転移しやすいかは、その人のがん細胞の性質によるものです。「大腸がんだから」とか、「胃がんだから」というように、**発生した臓器の名前で転移しやすさが決まるわけではありません。**

5 なぜ高齢者は、がんになりやすいのか？

すでに述べたように、**がんが生まれてしまうのは、古い細胞から新しい細胞に遺伝子をコピーするとき、遺伝子の一部に写し間違いが生じるからです。**

新しい細胞は生まれるときに、古い細胞の持つ遺伝子の情報をそっくりそのまま受け継ぎます。

一つの細胞には、信じられないほど大量の遺伝子情報がぎっしり入っていて、この遺伝子情報を一字一句間違いなく写し取らなければならないのですが、完全にコピーするのはなかなか難しいことです。たとえ工業製品であっても不良品が一つも出ないということはあり得ないように、間違いは必ず起きてしまうものです。この遺伝子の写し間違いを「遺伝子の突然変異」と呼びます。

この間違いはそれほど頻繁に起こるわけではありません。細胞一つひとつで見れば、私たちが交通事故に遭うよりもずっと確率は低いでしょう。

しかし私たちの身体を構成している細胞の数は全部で約60兆個もあり、毎日数百億個、数千億個というレベルで新たな細胞が生まれています。そのたびに細胞分裂が起きるのですから、**一定の割合で遺伝子情報を写し間違えた細胞ができてもおかしくありません。**

ただし遺伝子情報を写し間違えたからといって、その細胞がすべてがん細胞になるわけではありません。さきほど説明したように、がん細胞の特徴は、増え続ける性質と転移できる性質を同時に持つことです。この二つの性質を同時に持つことができなかった場合、その細胞はほかの正常細胞と同じく、寿命が来れば死んでいきます。

なぜ辛いものを食べるとがんになりやすいのか？

このようにがん細胞とは、偶然に偶然が重なって、たまたま、がんになる性質を獲得したものです。がんになる確率はそれほど高くありませんが、細胞分裂の機会を多く持てば持つほど、間違いが起こる確率も上がります。つまり**年をとればとるほど、細胞分裂の回数が増えるので、いずれは間違いが起こって、がんができる確率が上が**

るのです。

老化以外にも、細胞分裂の回数を過度に増やすことは、がんの原因になります。つまり細胞を頻繁に劣化させれば、古い細胞と置き換えるために身体は新しい細胞をつくらなければならず、細胞分裂の回数が増えて結果的にがんになる確率も上がるのです。

たとえば**辛いものや刺激の強いものを頻繁に食べる**と、強い刺激が食道の粘膜を傷つけますから、その修復のために食道の細胞分裂の回数が増えます。その結果、**食道がんができやすくなることもあります。**

また**「便秘がちな人は大腸がんになりやすい」**とか、**「過度に日焼けすると皮膚がんになりやすい」**と言われていますが、これも細胞分裂の回数が増えることで、がんができる確率が上がることが原因の一つと考えられます。このようなことに心当たりがなくても、遺伝子の間違いは日常生活の新陳代謝でも偶然起こるので、普通に生活していてもがんになることはあります。

しかしなんといっても、**遺伝子の写し間違いを一番起こしやすいのは放射線です。**

放射線は遺伝子を傷つけるので、放射線を大量に浴びれば、遺伝子の間違いは起きやすくなります。

とはいえ、放射線は自然界に当たり前に存在するものなので、なくすことはできません。それでも放射線を浴びる量をできるだけ少なくするために、現在は医療で使われる放射線の安全基準が定められています。

とにかく、**がんは偶然できるものである以上、どれだけ予防しようと思っても、なるときにはなってしまいます。**なってしまったがんの理由を考えても、がんが治るわけではありません。**大切なのはがんになってしまった現実を受け止めて、今後の対策を立てること**です。

第2章

なぜ、がんで死ぬのか？

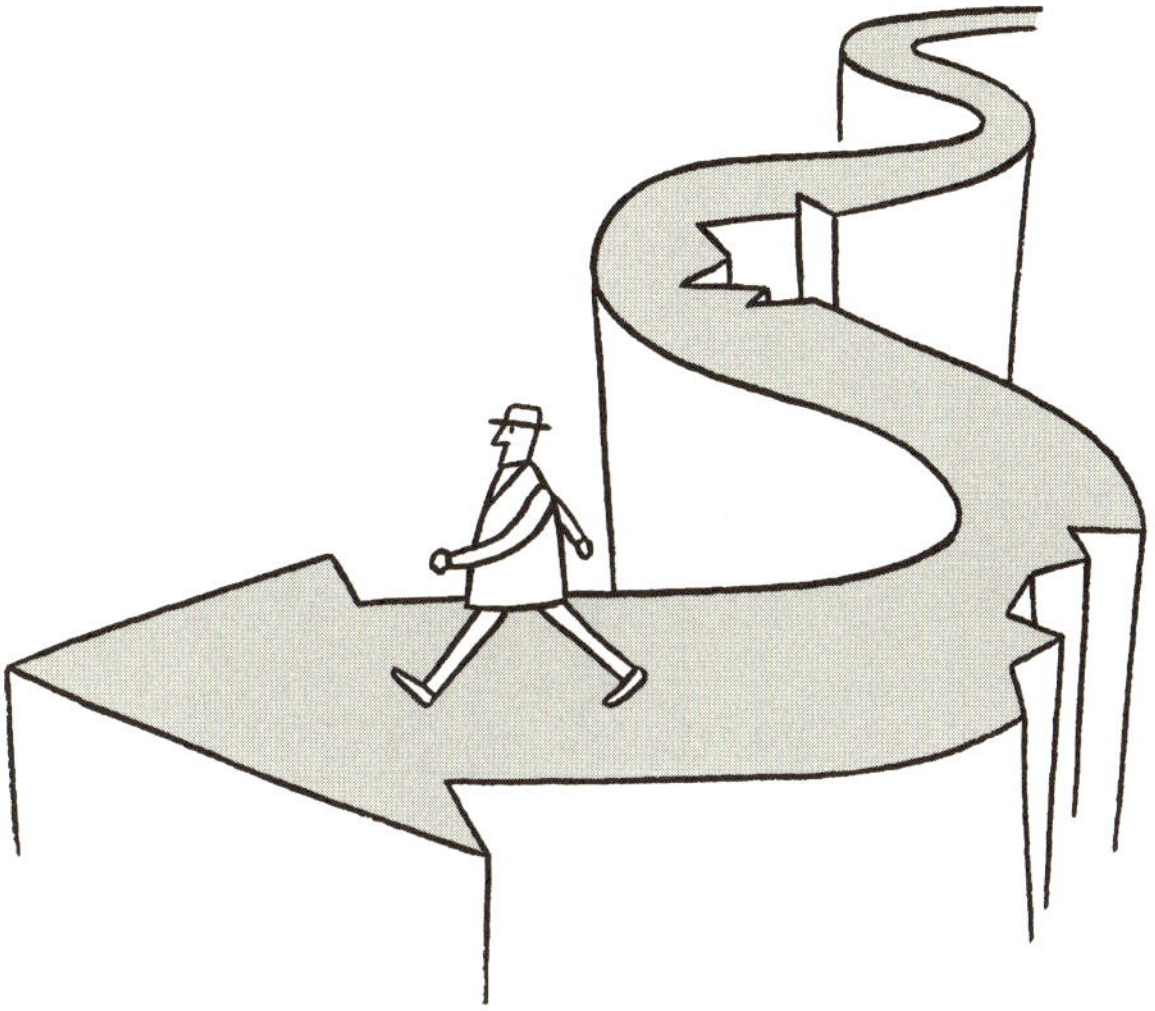

Q

なぜ、がんは「死」と結びつくのですか？

A

がんのイメージは「死に至る不治の病」というものでしょう。
しかし、がんになったからといって死ぬとは決まっていません。
死に至るためには条件が必要であり
その条件が満たされなければ
いくらがんが進行しても私たちは死なないのです。

1

がんは治療で痛みが発生する

私たちはがんについて、「不治の病」とか「死に至る病」というイメージを持っています。だからこそ、「がんです」と言われると、まるで死の宣告をされたかのように、思い悩んで塞ぎ込む人も多いのですが、それは正しい知識がないためです。〝がんで死ぬ〟という状況をもう少しよく理解する必要があります。

確かにがんは、簡単に治る病気ではありません。それでもがんが原因で死に至るには明確な理由が必要です。その理由を満たさなければ、**いくらがんが進行しても人間は死なない**のです。この章ではそのことについて説明していきましょう。

まず、**がんという病気には、普通の病気とは異なる点がいくつかあります。**

がん以外の病気で病院に行くときのことを思い出してみてください。私たちが病院に行こうと思うのは、ほとんどの場合、頭が痛いとかお腹が痛いとか、体調の悪さを感じるからです。つまり何らかの症状があって、それを解消してもらうために病院に行って治療を受けるのです。症状が消えることで病気は治ったと判断され、治療は終了します。

しかし、がんの場合は、このパターンに当てはまらないことがよくあります。もちろん何かしらの症状があって、がんが見つかる人もいますが、がん患者さんの中には症状がまったくない方もかなり多くいます。また、症状がなくなったからといって、がんが治ったと診断されることもありません。

がんの患者さんによくあるのが、会社や自治体が行う定期的な検診や人間ドックを受けてみたら、症状などまったくないのに大きな病院に行くよう勧められるパターンです。大きな病院で検査を受けたらがんであることを告知され、あれよあれよという間に手術や抗がん剤治療を受けることになります。

手術は痛いし、手術の直後は身体にいろんな管が一時的にとりつけられて不自由だし、手術内容によっては身体の正常な機能を部分的に失うこともあります。

大腸がんであれば人工肛門をつくられることもありますし、胃がんの手術をすれば、退院してもしばらく食べ物がもたれ続けたりもします。抗がん剤治療を受ければ、食欲が落ちたり元気がなくなったり、毛が抜けたり、全身の倦怠感を頻繁に経験することになります。

そんなことから、がんはつらい病気だと思ってしまうのですが、でもよく考えてみれば、**こういった痛みや不自由さに苦しむのは病気が進行したからではなく、治療をしたからです。治療することで症状が消えるのではなく、逆に苦痛を味わうことになるわけですから、やはり普通の病気とは相当違う**と言わざるをえません。

2　がん自体に症状はない

がんには「激しい苦痛を伴う病気」というイメージがあります。

しかし、それは必ずしも正しくなく、**がん細胞自体に毒があって痛みを引き起こすということはありません。**がん細胞はしょせんただの細胞です。身体を内側からねじったり、針を刺したりすることもありません。がんを患うことで痛みや違和感などの症状を覚えることもありますが、それは単体のがん細胞が引き起こしているのではなく、**がん細胞が集まり、塊になったものができてしまったことが原因**です。

がん細胞が症状とは直接関係ない例として、たとえば腹痛で病院に行ったら胃がんと診断されたとしましょう。こんなときは「胃がんのせいでお腹が痛くなった」と考えがちです。しかし調べてみると、がんと同時に胃潰瘍や胃炎を患っていることもあります。この場合、痛みの原因は胃炎や胃潰瘍であることがほとんどです。本格的ながん治療をする前に胃潰瘍の薬を使ったら、痛みが消えることも珍しくありません。

同じように腹痛や便秘がきっかけで直腸がんが見つかる人もいます。しかし、がん細胞が腹痛や便秘を起こしているわけではありません。なぜこれらの症状が起こるかというと、直腸にがん細胞が集まってできた塊があるせいで、便の出口が細く狭くなっているからです。出口が狭くなって便が出にくくなれば便秘と感じるでしょうし、大腸が便を送り出そうと一生懸命大腸を動かせば、それを腹痛として感じるのです。

痛みはがんのせいではない

また大腸がんになると下痢や便秘を繰り返すことがあります。がんの塊が便の流れを塞いでいると硬い固形の便は引っ掛かってなかなか出ません。その状態を便秘と勘違いすることがあるのです。また出口が狭くなっていても水分を含んだ軟らかい便なら狭い隙間からでも外に出すことができます。しかし患者さんはただ軟らかい便が出ているとしか感じられないので「最近、下痢が続いている」と思ってしまうのです。

この便秘や下痢は、それががん細胞があるから起きているというよりは、単に物理的な塊が出口を狭くしているからこそ起きているといったほうが正確でしょう。もしそこにあるのががん細胞の塊でなくても、出口が狭まっていれば同じ症状があらわれます。大腸がんの検査の前に下剤を使って大腸を空っぽにしたら、一時的に便秘や下痢といった症状がまったくなくなることもあります。だからといって、がんが治ったわけではありません。

もう一つ例を挙げると、膵臓の中に膵管という管がありますが、その管の中や周囲にがんができると、膵管を流れる膵液の流れが徐々に堰《せ》き止められてしまいます。膵液とは、腸で食べ物を分解して吸収しやすくするために放出される、タンパク質分解酵素を多く含んだ消化液です。

この膵液が膵管を伝って腸に出ようとしているのに、がんの塊がその流れを堰き止めてしまうと、膵液は圧力に負けて膵液をつくり出した膵臓組織のほうに逆流し、自分自身をタンパク質分解酵素で壊し始めてしまいます。これは膵炎という病気と同じ症状で、背中などに痛みを伴うことがあります。

この痛みは膵液の流れが堰き止められ、逆流するせいで生じているわけですから、膵管を塞いでいるのががん細胞の塊でなくほかのものでも、膵管が塞がれれば同じ症

がんという病気

がんとは何か？

||

がん細胞という役に立たない細胞が増え続ける病気

がん細胞の発生

細胞の遺伝子情報に
たまたま間違いが起こってしまった

▼

発生したがん細胞は、
どんどん**増え続けて塊をつくる**

▼

がん細胞の塊が
身体の各箇所で**機能を阻害。**
深刻な症状をもたらす

状が出ます。たとえばアルコール多飲者は、「膵石」といって膵管に石ができて詰まることがありますが、その場合はあくまでも膵液が滞ったことによる膵炎の痛みということになります。

つまり、**がんのために痛みや不調などの症状が出る場合は、がん細胞そのものがそれを引き起こしているというよりも、がん細胞の塊が症状を起こす場所にできたのが理由**だといえます。

裏を返せば、いくらがんが大きくなっても、その塊がある場所によってはまったく症状を起こさないということです。したがって**症状を起こしている塊が、がん治療により縮小したり取り除かれたりすれば、症状はなくなります**（しかし、もし全体的にがんの量が減って治療効果があったと判定されても、症状を起こしている部分の塊が小さくならなければ、場所によっては症状を減らすこととは無関係なこともあります）。

患者さんにとってはがん治療の効果があるかどうかも大切ですが、症状がある場合は、それが消えるかどうかがとても重要です。場合によっては、**がんの治療よりも症状を軽減する治療を優先させることもあります。**

3 なぜ日本人に、がんが多いのか？

私たちががんの告知にショックを受けるもっとも大きな理由は、がんで亡くなる人が多いことです。実際、**日本人の死因の第一位はがん**です。このことが、日本人が〝がん〟に恐怖心を持つ大きな理由の一つかもしれません。

ではなぜ日本人には、がんで亡くなる人がこれほど多いのでしょうか。日本人の食生活の内容が昔に比べて悪くなったからでしょうか？　あるいはストレスが多いから？　そうかもしれません。しかし、もっとはっきりした原因があります。

がんが発生するのは、細胞分裂の際に遺伝子の写し間違いが起こるからです。私たちが長く生きれば生きるほど、細胞分裂の回数は増えます。

その分だけ遺伝子に間違いを起こす可能性も増え、がんになる確率が高くなることになります。したがって**私たちが年をとればとるほど、がんになる確率は上がるわけです。**

がんは日本でもっとも多い死因の一つ

【日本人の死亡原因】

［第1位］
3人のうち
1人ががんで死亡

【がんの罹患率】

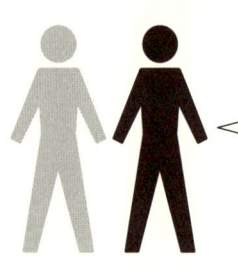

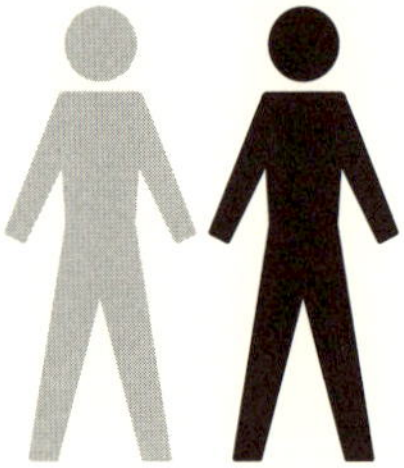

日本人2人のうち
1人が罹患

どうして日本にはがんで死ぬ人や
がんの患者が多いのか？

皆さんご存じのように、日本は世界を代表する長寿国です。すなわち**日本人にがんで亡くなる人が多いのは、裏を返せば日本人が長生きだから**こそ。がんにかかってもおかしくない年齢の人の比率がどんどん高くなっているからです。

日本人にがんが多いもう一つの理由は、日本の医療が発達していることです。矛盾しているようですが、**医療技術が発達すればするほど、がん以外の病気で死ぬことが少なくなる**のです。

皆さんの周囲にも、高血圧やコレステロールを気にしながら、食事をしたり薬を飲んだりしている人が多いでしょう。

こうして日本人が日頃からの自分の健康をケアすることによって、これまで日本人の死因の多くを占めていた脳卒中や心筋梗塞などで亡くなる人が減りました。そのため相対的にがんで亡くなる人の比率が増えたというわけです。

また、**医療が発達したことによって、以前はがんと診断されずに亡くなっていたような人も、がんと診断される機会が増えました。**

今や国や自治体の働きかけで多くの人が健康診断を受け、自主的に人間ドックを受

日本でがんの患者や死因の率が高い理由

①

世界一の長寿国だから

▼

年齢が高いほど
がんにかかる可能性は高くなる

②

世界的に最も医療が発達している

▼

・他の病気で死なない
・医療の発達でがんが発見されやすい

ける人も増えています。医療保険制度のおかげで、誰もが気軽に病院に行けますから、ちょっとした不調で身体の検査を受け、そこでがんが見つかるケースも増えています。以前は老衰が死因と診断されていたケースでも、**医療の発達によって、がんが見つかり、がんによる死亡と分類されることも多くなっているはずです。**

以上のようなことが、日本人にがんが多い理由と言えるでしょう。

4 なぜ人間は〝がん〟を恐れるのか?

がんが怖くない、人はいないでしょう。私たちががんを恐れるのは「がんになると死んでしまう」と強烈に意識するからです。ところが、がんになろうとなるまいと**不死の人間などいません。**私たちは誰もが、永遠に生きられないことを知っています。

いろいろな方に「何歳くらいまで生きたいですか」と尋ねると、「親が亡くなったときの年齢は超えたい」とか、「平均寿命くらい」など案外欲のない答えが返ってきます。しかし、その目標年齢に近づいたり超えたりしていても、「もう十分生きたからいつ死んでも大丈夫」という人はあまりいません。そのときの自分の体調に異常がなければ、死ぬという状況を想像できないからでしょう。

ところが人間は、がんのような大きな病気にかかった途端、強烈に「死を迎えるかもしれない」と意識し始めます。**たとえ自分が想定していた目標年齢をすでに超えていたとしても、多くの方はやはり突然焦り始める**ものです。

このときの患者さんは、「死ぬ」とはどういうことなのか、よくわからないまま本能的な恐怖を抱いているだけというケースも多いように見受けられます。

昔はお年寄りを自宅で看取るのが当たり前でしたから、人が亡くなっていくのを見届ける機会もありました。しかし現在は親や祖父母と離れて暮らす人も多くなっています。だから「死」とはどういうことなのか、よくわからないのかもしれません。

仮にがんだと言われても、いまは普通に暮らしている自分が、どのような過程を経て死を迎えるのか。それが想像できないからこそ、恐怖心が募るのでしょう。

しかし逆にいえば、**理解さえすれば恐怖は薄れる、**ということです。怖いかもしれませんが、死とはどういうことなのか、肉体の変化の面から整理してみましょう。

「死ぬ」ということは、とりもなおさず、「生きることができない」状態です。つまり生命が維持できない状態になっていることを意味します。

生命を維持できなくなるためには、それ相応の理由が必要です。がんであろうとなかろうとその理由を満たす状態であれば、生命を維持できず、最終的に命を失うことになります。次項で生命が維持できなくなる理由を考えてみたいと思います。

5 「死」の条件

われわれは小指の先ほどの小さい部分でも、ケガをすれば痛いし、思うように動かせないと不便を感じるものです。どこをとっても自分にとっては大事な一部です。しかし生存の条件という観点から見ると、**人間の身体の部分は、生きるために絶対必要なものと、必ずしもそうではないものに分かれます。**

たとえば、**皆さんがもし目を失ったら、あるいは右腕を失ったら、どうなるでしょう。とても不便で不自由になりますが、そのために命を失うことはありません。**女性が子宮を失うことはもちろん一大事ですが、生命の維持には関係ありません。男性が前立腺を失っても死ぬことはありません。

しかし心臓や脳、肝臓や肺、腎臓が働かなくなったらどうでしょう。これはもう生物として生きるために必要不可欠な機能を失うことになり、生き続けることはできません。

生きるために必要不可欠な臓器や器官のうち、たった一つを失うだけでも、われわれは生命を維持するための機能を失う、すなわち死を意味します。

しかし生きるために絶対必要な臓器や器官が瞬時に機能のすべてを失うことは、交通事故のような状況でも起こらない限りありません。普通はそれらの臓器の機能は、何らかの原因で徐々に落ちていくことになります。

その何らかの原因とは、多くの場合、さまざまな病気です。重要な臓器の機能が低下し、これ以上低下すると生命を維持できないというレベルをさらに下回ると、「生きる状態を維持できない」、つまりは死をもたらすことになります。

たとえば細菌が肺に蔓延して肺炎がひどくなると、肺の機能が低下します。肺炎の進行状況によっては、生きるために最低限必要な肺の機能を下回る状態になるかもしれません。それが呼吸不全という状態で、これももちろん死ぬ理由となります。

またウイルス性肝炎やアルコールの飲みすぎで、肝臓の機能が低下することがあります。生命を維持できなくなるレベルまで肝臓の機能が低下すれば、それは肝不全と呼ばれる死の原因になります。

臓器も年齢とともに衰える

したがってこれらの臓器の機能の低下が、たった一つでも生命を維持できなくなる条件を満たせば、その理由が交通事故であろうが、アルコールの飲みすぎだろうが、感染症であろうが関係なく、生命を失うという同じ結果を生むことになります。

老化による死も同様に説明できます。自分の手の皮膚を見てみてください。若いころに比べれば、しわが増えて水気を失っているでしょう。ところが赤ちゃんの手は、ぷりぷりしていて、いかにも水分たっぷりという感じがします。

誰でも生まれたときはこのような肌をしていたのです。手の皮膚だけを見ても、時間とともに変化していることに気づきますが、このような変化は身体の表面だけに起きているわけではありません。私たちの身体をつくる組織がすべて同じ状況です。

年齢とともに少しずつ皮膚の張りが失われ、しわが刻まれていくように、脳も、心臓も、肝臓も、肺も、機能が少しずつ低下し弱っていきます。それはすなわち、生きるために絶対に必要な臓器・器官が時間とともにゆっくりと機能低下していくということです。

どの臓器が先に機能低下するのか、機能低下の速度が速いか遅いかは、人によって違います。生まれつきもあるかもしれませんし、これまで生きてきた環境によっても違うでしょう。しかしいずれは確実にどれかの臓器・器官が、生きるために最低限の機能を維持できなくなるときが来ます。そのときが訪れるのが、普通は70代から90代くらいになるわけです。

理由は何であれ、**私たちの身体の重要な臓器・器官が生きるために必要な最低限の機能を維持できないとき、それが「死ぬとき」**です。

しかし、もし何らかの処置をして機能低下が生きるための最低限のラインを下回ることを回避できれば、命を失う理由はなくなります。

たとえ交通事故で出血多量になっても、体内に残った血液が生命を維持できる最低限の量（普通は全血液量の3分の1を失うと生命を維持できないと言われています）に達する前に出血を止め、輸血をして最悪の状態を回避できれば、死ぬことはありません。あるいは急性肝炎になっても、肝臓の機能が最低限の機能を下回る前に肝臓の炎症を食い止められれば、死には至らず、肝臓の機能の自然回復を待つだけで済みます。

重要臓器の機能不全が死をもたらす

さらに言えば、医療の発達により、最低限の機能を下回っても生命が維持できる場合も増えてきました。たとえば現在では腎臓の機能を相当失っても、必要に応じて人工透析を行うことで、生命を維持できるようになっています。また、インスリン（ホルモンの一種）を供給するという膵臓の機能が失われても、注射でインスリンを補うことで、生命を維持できるようになりました。近い将来、人工心臓がさらに開発され頻繁に使用されるようになれば、心臓の機能不全が理由で死ぬことも減るでしょう。

しかし脳や血液、肝臓、肺などは、残念ながら今の医学をもってしても補うことが難しいものがあります。こういった重要臓器が機能不全になってしまえば、残念ながら生命を維持できずに死んでしまいます。

もっとも今、臓器移植やiPS細胞などの再生医療が注目されています。これらが発達すれば、今の段階では代償できない臓器の機能を補うことができるようになり、死ぬ理由はますます減っていくでしょう。

6
なぜ人間は〝がん〟で死ぬのか？

病気で亡くなる場合、重要な臓器が機能を失っていくスピードは交通事故のように一瞬で起こることはなく、通常はゆるやかであり、急に亡くなることは稀です。がんの場合も、生命を維持できない理由を満たさなければ、いくらがんが進行しても死ぬ理由にはなりません。**多くの人は、がんが進行すれば確実に死に近づくと考えがちですが、いくらがんが進行しても、死ぬ理由を満たさなければ絶対に死なない**のです。

それでは、がんが進行して死んでしまう理由はどこにあるのか、例を挙げて見てみましょう。

骨から発生するがんを骨肉腫といいます。どこかよそにできたがんが骨に転移したものではなく、あくまでも骨の細胞ががん化して、骨から塊をつくっていったものです。この骨のがんが進行するとどうなるでしょうか。

骨にできたがんは増殖しながら腫れ上がります。骨を覆っている骨膜を刺激し、今ある正常な骨を破壊しながら大きくなるので、痛みをともなうかもしれません。

しかしそれだけで死に至ることはありません。骨は骨格を維持するために必要なものですが、生きるために絶対に必要な臓器ではありません。ということは骨肉腫の患者さんは、骨にできたがんが進行して大きくなっても、すぐに亡くなってしまうことはありません。

がんが転移しただけでは死なない

骨肉腫の患者さんが死に至る理由を満たすことがあるのは、肺や脳といった主要な臓器に転移したときです。そこに転移したがん細胞がどんどん増えることで、生きるために絶対に必要な臓器の機能が低下し、生命を維持できなくなる場合があります。

これを別の角度から見れば、**骨肉腫がいくら進行して大きくなったり、転移したりしても、生命に関わる臓器に転移・進行して臓器不全にならなければ、死ぬ理由はやってこない**ということです。

私は、がんが見つかったとき、すでにがんがかなり進行している患者さんを診るこ

がんが進行すると死んでしまう理由

重要臓器でがんが大きくなる

▼

臓器内で本来機能している細胞の場所が減る

▼

臓器機能不全

▼

死亡

⇩

がんにかかっても
臓器機能不全にならなければ
死なない!!

とがあります。そのような患者さんは、「先生、私はステージ4なんですよ。もうダメです」と言って、とても落ち込んでいます（ステージというのはがんの進行度合いを示す言葉で、1～4に分類され、数字が大きいほど進行が進んでいます）。〝治療していたのに、肝臓に転移した〟〝肺に転移した〟と落胆している人も多く見受けられます。

このような患者さんがショックを受けるのは当たり前ですし、気持ちも理解もできます。落ち込んでしまうのは「がんの進行＝死へ近づく」という感情が一気に高まるからでしょう。しかし今まで説明してきたように、がんが進行したからといって、死に直結するわけではありません。死ぬためにはそれだけの理由が必要です。つまり肝臓や肺が生命を維持できなくなるほど機能が低下しなければ死にません。

それでは果たしてどの程度、肝臓や肺でがん細胞が増えれば、生命が維持できなくなるほどの機能の低下が生じるのでしょうか。

50～60年ほど前は、肺結核になると手術で片肺を取ってしまう人が大勢いました。また現代では、肝臓の悪い人に家族が肝臓の一部を提供してそれを移植する、生体肝移植という治療も行われるようになりました。生体肝移植を受ける人は、病気の肝臓を100％取ってしまって、臓器提供者の肝臓の一部をもらいます。

提供する側は肝臓のおよそ3分の1をあげることになります。移植を受けた人は少なくとも手術直後は健康な人の3分の1の大きさの肝臓で生きていくことになります。肝臓の3分の1をあげた人は、残り3分の2で手術直後は生きていくことになります。それでも二人とも生きていけるということです（手術後に、その肝臓は時間の経過とともに徐々に大きくなり、いずれは元の大きさに近いくらいになります）。

つまり、**肺は半分、肝臓は3分の1しか残っていなくても、最低限の機能を維持することができるから、私たちは生きていける**のです。

がんの転移もこれと似ています。がんがいろいろな臓器に転移すると、その転移した部分には本来の機能はありませんから、残りの正常な部分で臓器機能を維持することになります。その機能が最低限の機能を維持していれば、死ぬことはありません。

さらに肺や肝臓に結構な転移があっても、血液検査によって、本来の機能が低下していないと判明することもあります。患者さんも痛くもなければかゆくもなく、言われなければ気づかないことすらあるのです。

がんが増え続ける細胞である以上、いずれは転移した細胞が増えて、生命を維持するために必要な臓器の機能を低下させ、命を失う可能性はあるでしょう。しかしそれまでの期間、**つまり肺なら半分以上、肝臓なら3分の2以上の機能を失うまでは生命は維持できているので、死ぬことはないのです。**

そうなるまでの間、治療でがんの進行を遅らせることもできるでしょう。そう考えると、思ったより時間の余裕があることに気づいたのではないでしょうか。

患者は実際以上に悲観しがち

われわれはがんを告知されると、死を意識して極度に焦ってしまいます。しかし生命を失う理由をよく考えてみれば、そこに至るまでの時間は決して短くはないことがほとんどです。

がんという病気には、どうしても暗いイメージがつきまといます。そのため患者さんの中には実際以上に事態を悲観してしまう人が多いものです。しかし必ずしもその必要はないということが、わかってもらえたでしょうか。

7 治療の目的を見極める

当たり前ですが、われわれは永遠に生きることはできません。**がんがあろうがなかろうが、必ずや年老いて死ぬ時期を迎えます。**

それならば、たとえがんになってそれが進行し、重要な臓器に機能不全が起こって亡くなる時期が来るとしても、それが本来の寿命と同じくらいか、またはそれより遅ければ、それほど嘆き悲しむことはないはずです。

実際、高齢のがん患者の場合、亡くなった原因ががんなのか老衰なのか、もうわからないということもよくあります。

もちろんわれわれは患者さんを治すために治療をしていますし、患者さんも治ろうとして治療を受けています。しかし何歳になっても、どんな病気になっても、本来の寿命は関係なく訪れます。がんという病気があれば、生きるための最低限の機能を失う時期が早まることで、本来の寿命よりも短い人生になるかもしれません。

しかし、たとえがんが完治したとしても不老不死が訪れるわけではありません。

もしも完治を目標にした場合、結果的に完治が不可能であることが分かれば、かえって苦しみを深くすることだってあるでしょう。それよりも「本来の寿命に近づくころまで、がんがおとなしくしていてくれれば十分」という感覚を持つほうが現実的だと思います。

がんの完治を目指すのではなく、がんがあってもいいから、生命が維持できなくなるまでの時間を治療によってできるだけゆるやかに延ばす。そうすれば、その分本来の寿命に近づく。

このような考え方に切り替えることができれば、精神的に安定し、治療の効果も上がりやすくなります。

のちほど説明しますが、**心をおだやかに保つことは、がん治療においてとても重要**です。くよくよすることは免疫を低下させるため、がん治療においても決していい結果につながりません。

がんになったということより〝生きるために必要な機能が維持されているか〟どう

かに注目すべきです。そういう観点で検査結果を見ると、案外まだまだ生きられると気づく人は多いはずです。

そして私たちが忘れてはいけないのは、何のためにがんの治療をしているのかということです。**がん治療の本当の目的は、がんを治すことではなく、元気に長生きして、そしてできれば本来の寿命をまっとうするまで生きること**です。

がんが大きくなったり小さくなったりするたびに一喜一憂するのは、大きな時の流れの中であがいているだけであり、大局を見失っているように感じます。われわれにとって大切なことは、苦痛なく楽しく生きて、そして本来の寿命に近づくことです。

そのためにがん治療をしているということを忘れてはいけません。

第3章

なぜ、がんは治りにくいのか？

免疫の基本

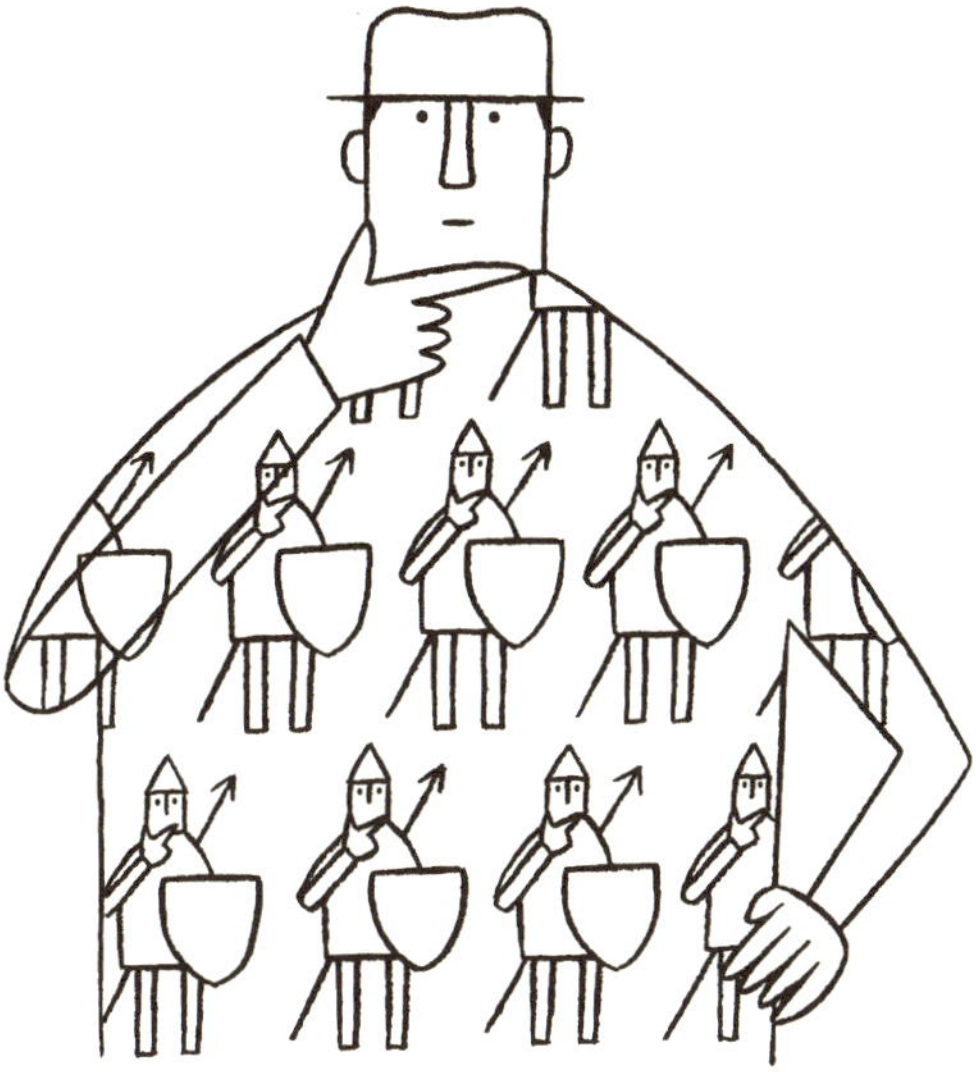

Q がんは普通の病気と違うのですか？

A

がんはさまざまな点で普通の病気と違うところがあります。
たとえば身体にウイルスやばい菌が入ったら
身体はそれを追い出します。
その機能が免疫です。
しかし免疫はがん細胞に十分な力を発揮できません。
そこに、がんが特殊な病気である理由があります。
がん治療について知るために、まずは免疫について学びましょう。

1 免疫が〝がん治療〟を左右する

この章では免疫の仕組みについて述べたいと思います。がん治療を行うなら、どんな人でも免疫の仕組みは必ず知っておくべきです。**なぜなら、がんの治療効果や死に至るまでの時間は免疫の力に左右される**ことが大きいからです。

免疫という言葉は知っていても、いざ「免疫とは何か、説明してください」と言われるとよくわからないという人が少なくありません。

「あの人は真面目だから悪い遊びに免疫がない」というように「免疫」は日常生活でも使いますが、もともとは病気に対しての言葉です。「ちょっと有害なものに対する抵抗力」という意味を「免疫」という言葉で比喩的に表現しているわけです。

私たちが日頃、免疫の働きを認識できることはよくあります。たとえば、小さいころ風疹にかかったことがあると、その後、再び風疹が流行しても、もう二度とかかりません。これは免疫の働きのおかげです。あるいは毎年冬になると、インフルエンザの予防接種を勧められます。この予防接種も免疫の働きを利用したものです。

　このように免疫はとても身近なものですが、「免疫は風邪のような軽い病気には効いても、がんのような重い病気には効かない」と思っている人も多く見受けられます。あるいは「免疫は病気の予防に関わるものであって、すでにがんになってしまったのだから関係ない」と思う人もいるかもしれません。

　しかし**免疫は相手が風邪のウイルスであっても、がんであっても同じように働きますし、がんになる前も、なった後も常に働いて身体を守ろうとしています。**

　ですから身体を守る免疫を高めることは、がんになった後も非常に重要で、病院で行われるがんの治療効果にも大きく影響します。ぜひ皆さんに免疫についての知識を深めてもらい、今後の治療に役立てていただきたいと思います。

　免疫の仕組みがわかりにくい一番の理由は、免疫の細胞の種類の多さや、細胞の名前の聞き慣れなさのせいではないでしょうか。細胞の名前を使って説明しようとすると、こんがらがってしまうので、この本ではできるだけ専門用語を使わず、たとえ話で免疫の働きを説明してみようと思います。

2 異物を追い払う専門部隊

免疫の仕組みはとても単純です。一言でいえば、**自分（自己）と自分以外（非自己）を区別して、自分ではないものを排除する**というだけです。

たとえ話で説明してみましょう。ちょっと皆さんも想像をめぐらせてみてください。

大自然の中に100頭くらいの猿の群れがあったとします。その群れはボス猿を筆頭に、その配下のオス猿やお母さん猿や子猿がいて、一つの社会を形成しています。

あるとき群れの近くに、猿の天敵とも言えるヒョウが一頭近づいて来ました。ヒョウが猿を襲おうとしたとき、率先してヒョウに立ち向かうのは、どの猿でしょうか？

お母さん猿や子猿ではなく、まずはボス猿が立ち向かいます。仲間が襲われそうになったら敵を追い払うのはボス猿の本能ですから、ボス猿がヒョウに立ち向かうのは、この猿の群れにとっては当たり前の行動です。

次に私たちの社会を考えてみましょう。

物騒なたとえですが、もしわれわれの国が海外から攻撃を受けたら、私たち一般国民が率先して戦うことはありません。私たちの社会にはそういった不測の事態に備え、いかなるときでも社会の治安を維持しようとする警察や自衛隊がいて、いざというときはその仕事をするからです。

実はこれとまったく同じことが私たちの身体の中でも起こっています。**ウイルスや細菌、がん細胞といった有害な異物が体内に侵入したり生まれ出たりすると、それを追い払うために働く専門の役割を持った細胞が活躍し始めます。それが免疫細胞です。**

私たちの身体を構成する細胞の一個一個は、それぞれの形や役割を持つ細胞ですが、もとをたどれば、すべて同じ一つの受精卵からできています。私たちの身体は、さまざまな臓器や器官の集合体に見えますが、実は仲間だけで構成されている結束の固い一つの社会のようなものなのです。

だからこそ、ヒョウに立ち向かうボス猿のように、われわれの免疫細胞には社会を壊すような侵略や攻撃を防ぎ、守ろうとする役割が備わっているのです。

身体という社会を侵略者から守る治安維持活動、これこそまさに免疫の働きです。

3 免疫の闘い

私たちの身体には細菌やウイルスが頻繁に侵入してきますが、**免疫はこれらの異物を自分と同じ仲間（自己）ではなく、侵入者（非自己）であると認識し、攻撃してそれを追い出します。**

このとき**攻撃・排除の対象となるのは、あくまでも正常ではない生き物（＝本来の自分の細胞ではない生き物）であり、また増殖するものだけ**です。つまり、いくら異常なものであっても、身体の中で増えなければ、追い出す対象とはなりません。

ケガをしたときガラスのかけらが身体に入り、そのまま一生出てこなかった人の話を聞いたことがないでしょうか。この場合、ガラスの破片は体内で増えないので、特段の痛みや刺激がなければ、免疫の攻撃対象にならないこともあるのです。

一方、細菌やウイルスは身体の中で増えていきます。異物の増殖を許してしまうと、全身、あるいは増えた部分の身体の機能を落とすことになります。もし機能が落ちて、生きるために必要な最低限度の能力を下回るようなことになれば、私たちは命を落とすことになります。だから私たちの免疫は、そういった原因になる細菌やウイルスを必死に追い出そうと働くのです。

たとえば風邪のウイルスが身体に入った場合を考えてみましょう。

このとき、免疫が直ちに風邪のウイルスに勝つと、私たちは風邪のウイルスが侵入したことにすら気づきません。ウイルスは知らない間に攻撃され、知らない間に体外に排出されてしまうので、具合が悪くなることもなく、病気にかかっている自覚さえないからです。

しかし免疫が風邪のウイルスにすぐ勝てないと、免疫と風邪ウイルスが闘いを繰り広げる時間が生まれます。その時間、つまり免疫が風邪のウイルスと一進一退の闘いを繰り広げている時間に熱が出たり喉が痛かったりして、私たちが「今、自分は風邪をひいている」と自覚する状態になるのです。

これは風邪だけでなくほかの病気でも同じで、**免疫が異物を追い出そうと奮闘している時間こそが、われわれが病気にかかっていると自覚している期間に当たります。**

免疫が奮闘した結果、勝てば病気は治りますし、負け続けて、生きるために最低限必要な機能を維持できなくなれば命を失います。

私たちの免疫細胞は、異物の存在を見つけたらすぐ攻撃して追い出せるように、血液中やリンパの流れなど身体中いたるところに存在し、常に体中を循環して見守っています。

そして**免疫にとっては細菌やウイルスも異物ですが、身体の中に発生するがん細胞も本来いなかったはずの異物です。**そのため、免疫はがん細胞に対しても追い出そうと努力します。しかし、がん細胞は免疫がなかなか勝てない強敵なのです。

4 2段構えで身体を守る

ここでもう少し詳しく免疫のシステムについて説明しましょう。**免疫は「自然免疫」と「獲得免疫」と名付けられた2段構えのシステムで身体を守っています。**これもやはり、たとえ話で説明するほうがわかりやすいでしょう。

今、私たちの目の前で、見たことも聞いたこともないような怪獣が突然現れて暴れ始め、街が破壊されているとします。社会を守るためには怪獣と戦うしかありません。

しかし一般市民は戦い方を訓練しているわけではないので、110番に通報し、警察などの専門の治安維持部隊になんとかしてほしいと要請します。

しかし駆けつけた警察官も、生まれて初めて見る敵ですから、相手が一体どんな攻撃をしてくるのか、何か弱点があるのか、果たして強いのか弱いのかすら、まったくわかりません。それでも街を破壊している以上、いろいろな方法を試しながら戦うしかありません。

まるでSF映画のようですが、このような状況は、私たちの身体にはいくらでもあります。

ウイルスや細菌といった異物は目に見えないだけで、実は頻繁に体内に侵入していますㅤ。食べ物に混じっていることもあれば、吸い込んだ空気の中に紛れ込んでいることも、ケガの傷口から入ってくることもあります。しかも細菌やウイルスの種類は非常に多いので、治安維持部隊である免疫が初めて見る敵であることも多く、戦い方の決め手がわからないまま試行錯誤で戦うしかないのです。

このように初めて侵入してくる異物に対する試行錯誤の戦いを、「自然免疫」といいます。これが免疫の第1段階の働きであり、原始的ですが、もっとも基本となる最初の守りです。

免疫は自らがん細胞を分析する

敵によっては試行錯誤するまでもなく、免疫が簡単に勝てることもあります。そのとき私たちは病気になったと感じることはなく、異物と免疫の戦いは終了します。

自然免疫——免疫の第1段階

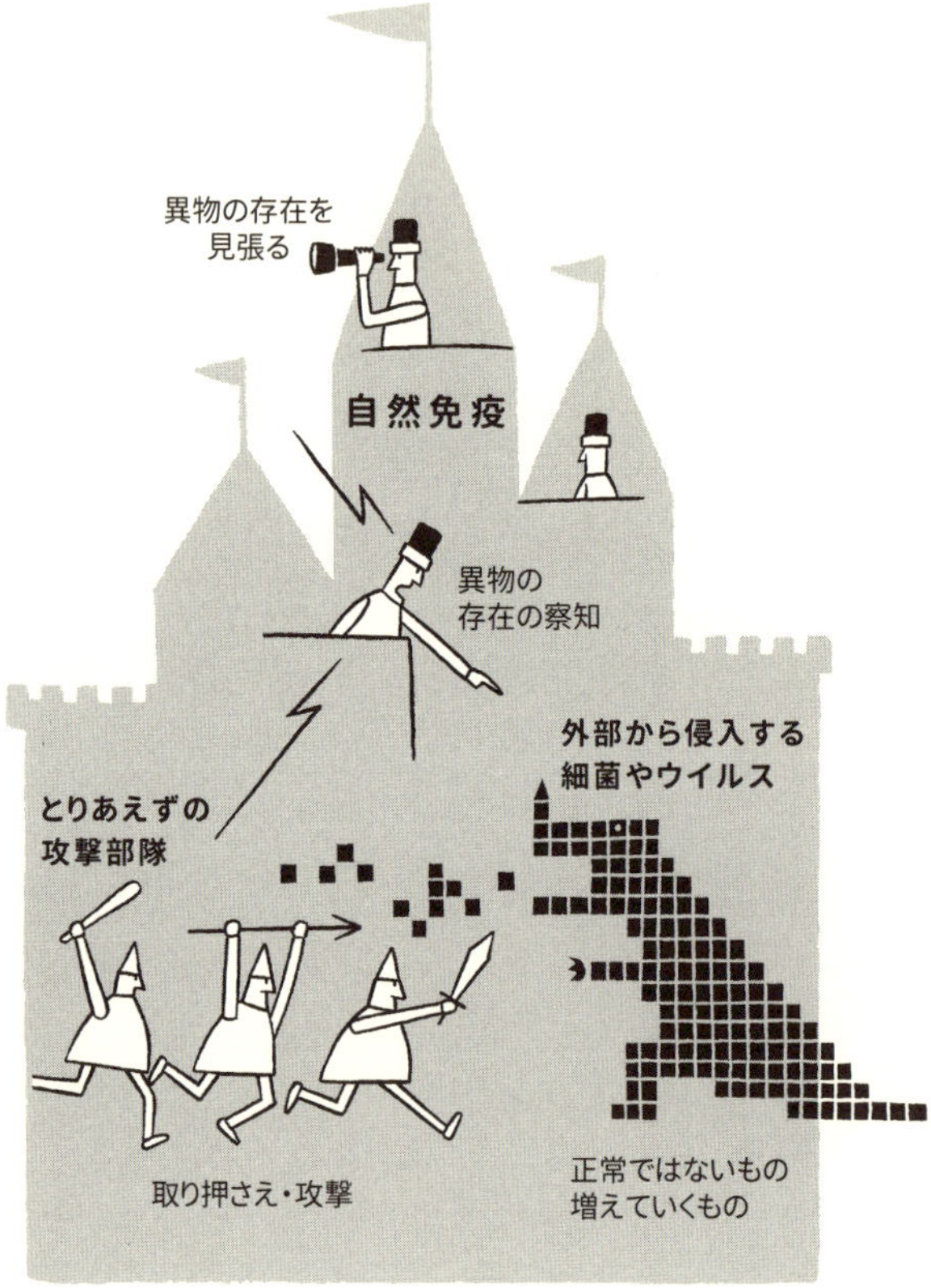

もし敵がそこそこの強敵で少しの間、戦い続けなければいけないとしても、この**免疫の第1段階がうまく働いてくれれば、身体に侵入してきた異物をすべて退治し、平穏を取り戻すことができます。この段階が、病気が治り身体が楽になった状況です。**

もし敵をうまく退治できても、身体の中ではまだ戦いの後片づけが続いています。片づけとは、第1段階の戦闘で大量に生じた敵や味方の残骸（死んだ細胞やウイルス）を片づけることです。

免疫の第2段階はここから始まります。この段階で、とても効果的な働きが生まれます。**片づけをしながら、相手の特徴や弱点をつぶさに調べ上げ、再び同じ敵に侵入されたときの対策を立てる**のです。

まず残骸を処理するため、残骸を食べる力を持った細胞が現れます。この細胞を〝樹状細胞〟といいます。この樹状細胞がすごい働きをします。

残骸を食べて処理をしていくのと同時に、残骸の中身を詳しく調べて敵の特徴や弱点を探します。弱点が見つかれば、同じ敵が再び入ってきたとき弱点を集中的に攻撃して容易に相手を倒せるからです。

獲得免疫——免疫の第2段階

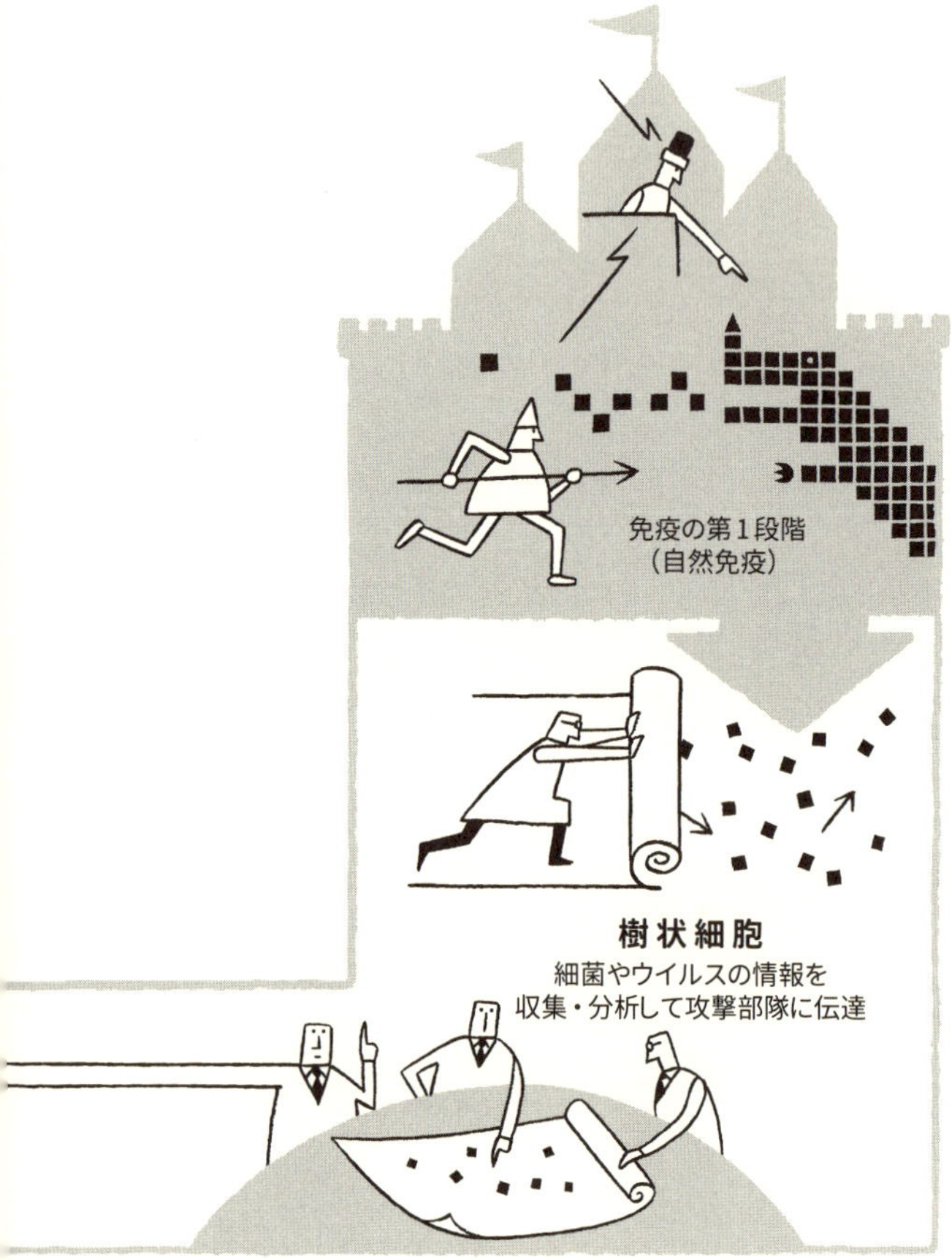

相手の情報を知っているため
闘いを有利に進められる

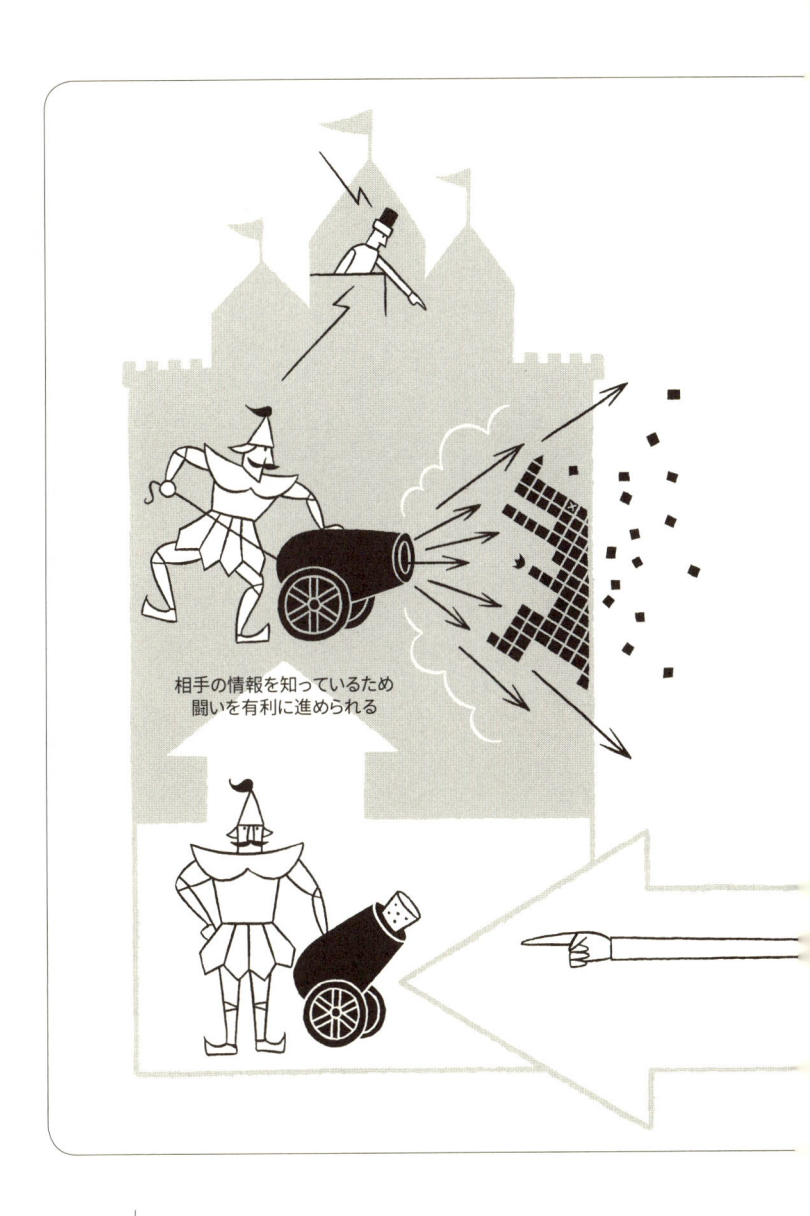

そうすれば、次からは敵との戦いで悪戦苦闘せず、即座に弱点を攻め立てて敵を追い出すことができます。こうなれば2度目以降は弱点を効率よく見つけて攻撃できるため、免疫が悪戦苦闘して戦う時間もなくなり、私たちは具合の悪さを感じることもありません。すなわち「病気にかからない」ということになります。

これが、1度ある病気にかかると、2度目はかからないという免疫のメカニズムです。

樹状細胞のすごい働きで、残骸を処理し**相手の弱点などの情報を獲得し、次から有利に戦うことができるようになるので、この第2段階の免疫を「獲得免疫」といいます。**

敵の情報を知った後のほうが戦いやすくなるのは当たり前です。こうしてわれわれ**はまずは第1段階の「自然免疫」で戦い、そしてその後に前回の戦いで得た情報を生かす「獲得免疫」の2段構えで身体を守っています。**これは高等な生き物にしかない、素晴らしい働きです。

5 なぜ人間は病気になるのか？

一般的に「病気」とは、具合が悪い状態を指します。具合が悪くなるのは元はといえば身体に侵入した異物である細菌やウイルスのせいであることがほとんどですが、もっと正確にいえば、**異物に対して免疫が劣勢で頑張って戦わなければいけない時間が生じてしまうために、具合が悪いという状態が起こる**のです。

身体に侵入してきたウイルスや細菌は、身体の中でどんどん増えていきます。免疫はそれを食い止めようとしますが、相手が初めての侵入者では、前項で説明した自然免疫に頼るしかなく、相手の弱点も攻撃方法もわからず悪戦苦闘してしまいます。**悪戦苦闘しているというサインが、すなわちさまざまな病気の症状**です。

風邪のウイルスに対して、仮に免疫が苦戦しているとします。ウイルスが強いのか、免疫が劣っているのか、どちらかという状態です。

それでも免疫は身体を守ろうと奮闘して風邪ウイルスの増えるスピードに追いつき

追い越せと頑張ります。この時間こそが、私たちが頭痛がしたり、鼻汁が出たり、喉が痛くなったりする、いわゆる風邪の症状の出ている時間となります。

もし最初から自然免疫だけで容易に勝つことができて、すぐにウイルスを追い出すことができた場合、私たちは具合が悪いと感じている時間、つまり〝病気〟だと自覚するヒマもありません。

冬場など、電車の中で隣の人が咳をしていて「風邪がうつったらイヤだな」と思ったものの、大丈夫だったたという経験はないでしょうか。こんなとき、実は私たちの身体にすでに風邪のウイルスは入っているのです。

それでも風邪をひかなかったということは、免疫がすぐに勝ったということです。免疫が風邪ウイルスの増殖するスピードに追いつき追い越そうとする奮闘時期がなかったので、具合の悪さを自覚しなかっただけなのです。

がんは潜伏期が長い病気

ウイルス自体は風邪の症状をつくり出すわけではないので、ウイルスが侵入しただけで、すぐに症状が出るわけではありません。ウイルスが人体に入って増え始めても、免疫が奮闘し始めて風邪の症状を自覚するまでには時間があります。この時間を潜伏期といいます。

その意味では、がんはただでさえ症状が出にくいので、初めてがん細胞が生まれてから症状が出るまで、潜伏期が非常に長い病気であるともいえます。

それでも私たちの免疫は、異物である以上、常にがん細胞を排除しようと働いています。ただ、がんは最後まで打ち負かすことが難しい相手なのです。逆にいえば、**免疫が勝てなかったからこそ、がんとして認識されるほど増えて大きくなってしまう**のだともいえるでしょう。

6

免疫はあらゆる治療の基本

近年の医学の発達により、免疫を応援する薬も登場しました。**なかでも人類に貢献したのは抗生物質です。**これは素晴らしい発見でした。

私たちが風邪をひいたり、外傷を負ったりすると、病院で抗生物質などを処方されます。そのため、抗生物質は病気やケガを治す薬だと思っている人も多いでしょう。

確かに抗生物質は、一部菌を破壊したり、働きを邪魔することもありますが、元はといえば増えるのを抑える働きとして生まれました。この薬の働きが免疫の働きを強力に手助けして、治るのを早めたり、同じ病気にかからないようになったのです（正確には、細菌に対する薬を抗生物質、ウイルスに対する薬は抗ウイルス薬、真菌に対する薬を抗真菌薬といいます）。

こういった薬がなければ、細菌やウイルスに対して、私たちは元から備わった免疫の働きだけで戦うしかありませんでした。免疫だけでは苦戦して排除するのに時間がかかり、長くつらい病気の時間が必要だったり、負けてしまうこともありました。

しかし、**こういった薬の働きが細菌やウイルスを抑えてくれれば、私たちの免疫は容易に勝つことができるようになります。ということは、病気で苦しむ時間がどんどん短くなるということです。**つまり病気が早く治るようになります。

免疫を利用すれば重い病気にも勝てる

もし、抗生物質などの薬が細菌やウイルスをやっつけるだけの働きなら、同じ細菌やウイルスが再び入ってきたとき、初めてその感染症にかかったときと同じように苦しむことになるかもしれません。でも抗生物質は細菌やウイルスの勢いを抑えてくれることで、私たちが自然免疫で勝とうとする働きを邪魔することなく応援します。より容易に勝つことができれば勝った後の処理で敵の情報を得ることができるので、もっと強力な抵抗力である獲得免疫に移行することが簡単にできるようになるのです。

余談ですが、私たちは一生のうちに何十回、何百回と風邪をひきます。免疫が働いているなら、いいかげん風邪の免疫ができてもよさそうなものですが、そうならないのは風邪のウイルスに、数えきれないほどの種類があり、同じ異物ではないためです。

インフルエンザのウイルスも同じように、数えきれないほどの種類があります。だから一度インフルエンザにかかったことがあっても、また型の違うインフルエンザに接触すれば、感染することがあるのも不思議ではありません。インフルエンザの予防接種では毎年流行が予測される型・種類のワクチンを接種しますが、それ以外の型に感染したら「今年の予防接種が効かなかった」ということになります。

このように免疫のシステムを利用して、**病気にかかってもいないのに、かかったようなふりをして、獲得免疫を得る方法があります。これが予防接種と呼ばれるものです。**皆さんも小さいころ、ＢＣＧを注射したことがあるでしょう。これは結核の予防接種です。結核は結核菌という細菌が主に肺に感染して、そこでどんどん増え、肺の機能を落とすという病気です。結核は長い間日本人の死因の第一位を占めていましたが、ＢＣＧ接種を義務づけたことにより、結核患者は激減しました。

このＢＣＧも免疫のしくみを利用したものです。本物の結核にかかると大変ですから、あらかじめ弱毒化した結核菌をつくり、身体に入っても病気として発症しないような状態にしてから注射します。弱毒化した結核菌であれば自然免疫で簡単に勝つことができるので、私たちの身体は自動的に結核菌の詳細な情報を獲得します。こうして獲得免疫ができれば本物の結核菌が入ってきても簡単に打ち負かすことができるというわけです（この獲得免疫ができているかどうかを確かめるのが、ツベルクリン反応です）。

風疹や百日咳のワクチンも同様で、毒性をまったくなくしているか、またはごく弱い病原菌を身体に入れて、身体の中で獲得免疫をつくらせるというものです。**このように免疫をうまく利用すれば、重い病気でも容易に勝つことができる**のです。

薬は〝免疫〟の働きを助けるだけ

このような薬のおかげで私たちは病気からの回復に有利になりました。しかし抗生物質や抗ウイルス薬などは、あくまでも私たちの免疫を助ける応援団にすぎません。

風邪を治す薬を見つけたらノーベル賞ものですという話を聞いたことがある方もいるかもしれません。つまり、風邪のウイルスをやっつける薬などいまだにありません。

風邪は結果として自分の免疫が治しているだけで、自分の免疫が働きやすいように、身体の症状を抑えるために使っているのが今の風邪薬なのです。すなわち**どんな病気でも、本当の治療の主役は免疫です。**免疫は私たちにもともと備わっている当たりまえの働きなので、その重大な働きは目立たないのです。

それでは、がんに対する免疫はどうでしょうか。

次の章で詳しく説明しますが、がんに対する免疫は、がんに完全に勝つまでには至っていないものの、もちろん働いています。その免疫を少しでも強化して、がんに対する獲得免疫をつけさせるためのワクチンも存在します。なかなか細菌やウイルスを退治するようにはいきませんが、それでもがんに対して少しでも攻撃力を上げられるように工夫をし、それなりに実績を上げている方法です。

細菌やウイルスに感染したとき抗生物質の助けを借りながら、実は敵をやっつけているのが薬でなく免疫であるのと同じように、**がんと診断されると手術や抗がん剤治療などを受けますが、どんな治療を行っているときでも〝がん細胞〟に対して常に戦っているのは免疫である、**という事実は頭に入れておく必要があります。

次章では、がんと免疫の関係について詳しく説明しましょう。

第4章 がんに免疫がうまく働かない理由

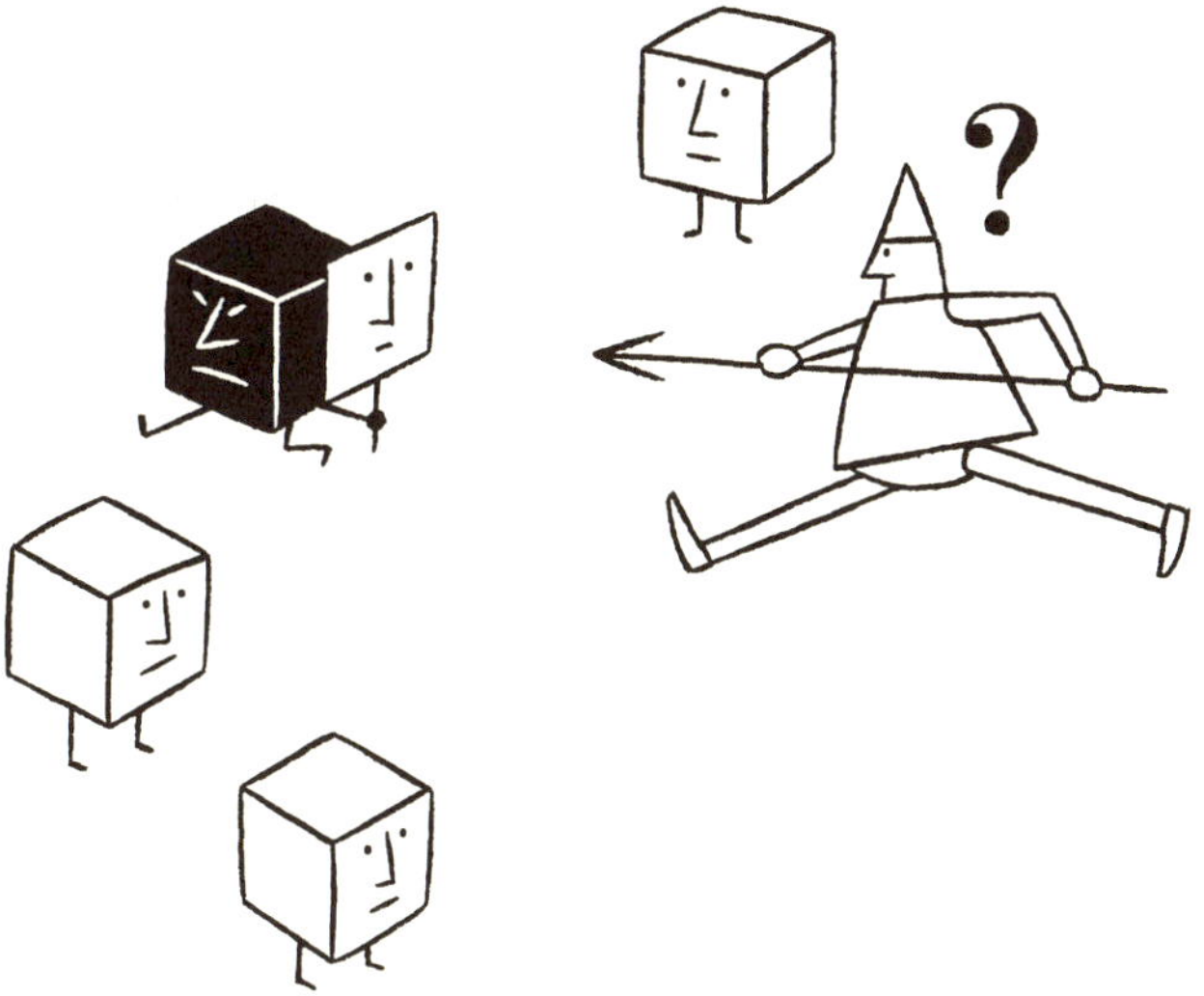

Q

免疫は、がんとは戦わないのですか？

A

免疫は24時間365日、私たちの身体を守るため戦っています。
それにもかかわらず、がんは増え続ける。
がんには免疫が効かないのでしょうか?
がんと免疫の関係を見ていきましょう。

1 がんに免疫は反応するのか？

がんになると「自分は免疫が落ちた」とか、「免疫が落ちたからがんになったのだ」と考える人がいますが、それは間違いです。

「がんになると風邪をひきやすくなる」とか、「がんになったら一度かかったことのある風疹やおたふく風邪にまたかかってしまった」ということがあるでしょうか？

答えはノーです。ということは、がんになっても免疫は以前と変わらず働いているということです。

しかしがん患者の多くは、免疫が働いていると言われても、がんが大きくなっていくのを目の当たりにします。「自分の免疫はがんには働いていない」と思うのも無理はないかもしれません。

しかし実際には免疫が働いていないわけではありません。**がんに対しても常に免疫は戦っています。それでも大きくなっていくのは、それだけがんが倒しきれない手強**

い相手だということです。

たとえば、免疫ががん細胞を仮に１時間当たり40個ずつ攻撃しているとします。その一方で、がん細胞の増える速度は１時間当たり１００個だとします。

ということは１時間につき１００－40＝60個のがん細胞が増えていることになります。免疫が40個の減少を成し遂げていたとしても、外見上は60個の増加しかわかりませんから、がんに対して免疫が働いていないように見えるのです。

これは自分の免疫が低下して、たまたまそうなったのではありません。もともとがん細胞に、このような弱い免疫反応しか起こさせないような性格があるからこそ起きたのです。

免疫細胞は身体に入り込んだ異物を排除する特殊な力を持った細胞ですが、しょせん目もなければ頭脳もない、**ただの細胞**でしかありません。だから**身体に入り込んだ異物が、簡単に倒せる風邪のウイルスなのか、たちの悪いがん細胞なのか、区別がつくはずもない**のです。

とはいえ、細菌やウイルスのような外界からの侵入者であれば、私たちの細胞とは大きさも構造もまったく異なりますから、免疫の細胞は、そのような異物と出会った瞬間に直ちに自分たちの仲間ではないとわかります。

ところが、**がん細胞は自分たちの仲間が部分的に突然変異（細胞の中の遺伝子の変化）を起こしただけですから、外からの見かけ上はとてもよく似ています。**したがって**瞬間的に異物と判断するのは難しいのです。**

見分けがつきにくければ、見つけてその数を減らそうとする免疫の働きは当然弱まります。しかし、がん細胞はそれにはお構いなく増え続ける性質を持っています。**がんが増え続けてしまうのは、免疫ががんを追い出そうと努力はしているものの、その速度が、がんの増える速度に追いつかないだけ**なのです。

2 免疫が〝がん〟の増殖を許す理由

がん細胞が増える速度に対して、がん細胞を排除しようとする免疫の速度が追いつかないというと、いかにもがん細胞の増える速度はとても速く、あっという間に塊が大きくなるという印象を持つかもしれません。しかし、それはあくまでも正常細胞に比べれば増える速度が速いというだけです。

細菌やウイルスと比べれば、がん細胞の増える速度など大したものではありません。細菌やウイルスの増える速さは、がん細胞の数倍どころではなく数千倍、数万倍速いのです。

そんなに増えるのが速い細菌やウイルス相手でも、私たちの免疫は、普通はしっかりと増殖を抑え込み、病気を治してくれるのは皆さんも経験から知っているでしょう。

免疫が〝がん細胞〟の増殖を許してしまう理由は、がん細胞の増殖が速いからではなく、免疫ががん細胞を排除するのが遅いからです。がん細胞は免疫の力が及びにくくいから増え続けることができるのです。

がん細胞は正常細胞とよく似ている

なぜ免疫はがん細胞の増殖を防げないのか？　それは、がん細胞が正常細胞と非常によく似ているために、がん細胞を異常なものと認識することが難しいからなのです。

がん細胞は正常細胞のほんの一部の遺伝子が変化したことにより、がん細胞になったものです。逆に言えば、その一部の遺伝子の変化以外は、正常細胞とまったく同じであるともいえます。

免疫細胞は、相手ががん細胞なのか正常細胞なのか、あくまでも細胞の表面からしか判断できません。だから外からの見た目が似ていればすぐに攻撃できないのです。

見分けがつきにくければ、がん細胞を見つけてその数を減らそうとする免疫の働きは当然弱まります。がん細胞は免疫の力が及びにくいからこそ増え続けることができるのです。これはがん細胞が持つ最大の武器です。

がん細胞は目立たないようにしている

もう一つ、最近わかってきたのが、**がん細胞は自分の目立つ特徴を隠すことができる**ということです。

たとえば最近、多くの観光客が外国から日本に訪れますが、中国や韓国、シンガポールといったアジア圏内から訪れる人は私たちと同じアジア人ですから、見た目はわれわれ日本人とほとんど同じです。

彼らが日本の街を歩いていても、そこに外国人がいることに気づかないこともよくあります。しかし、たまたま彼らが友人同士で会話をしているすぐ横を通りかかると、「あれ？　日本人じゃなかったのか」と気づくときがあります。

がん細胞も正常細胞に似ているといっても決して同じではありません。ちょっとした違いがあるのです。アジア人同士で見た目が同じでも会話をすれば日本人ではないと気がつくのは〝言語〟という区別できる特徴があるからです。がん細胞の表面に存在している特徴も、これとよく似ています。

言葉という特徴は相手が話しているところを耳にしない限り、身体の形や大きさ、皮膚の色や服装のように、外見から判断できるものではありません。そして黙っていればその特徴に気づくことはないでしょう。

この言葉の例と同じように、**がん細胞にも、がん細胞だとわかるような独自の特徴を細胞の外側に出したり、内側に隠したりして、見分けにくくするような性質がある**ことがわかってきました。

つまり特徴が細胞の外側に出ていれば、免疫はがん細胞に気づきますが、特徴が内側に隠れていると、正常細胞と見分けがつきません。したがって**免疫細胞ががん細胞に気づくチャンスは少なく、その特徴に対しての攻撃もなかなかできない**ということになります。

しかしその一方で、がん細胞も生き物である以上、寿命が来れば必ず死んでいきます。

ここで、死んだ異物の残骸の処理をしながら、相手の特徴を見分けて情報を流していた樹状細胞という細胞の働きを思い出してください。死んだがん細胞は正常細胞と同じように、片づけを担当する樹状細胞によって処理されます。そのとき、**樹状細胞**

がん細胞を見張る樹状細胞

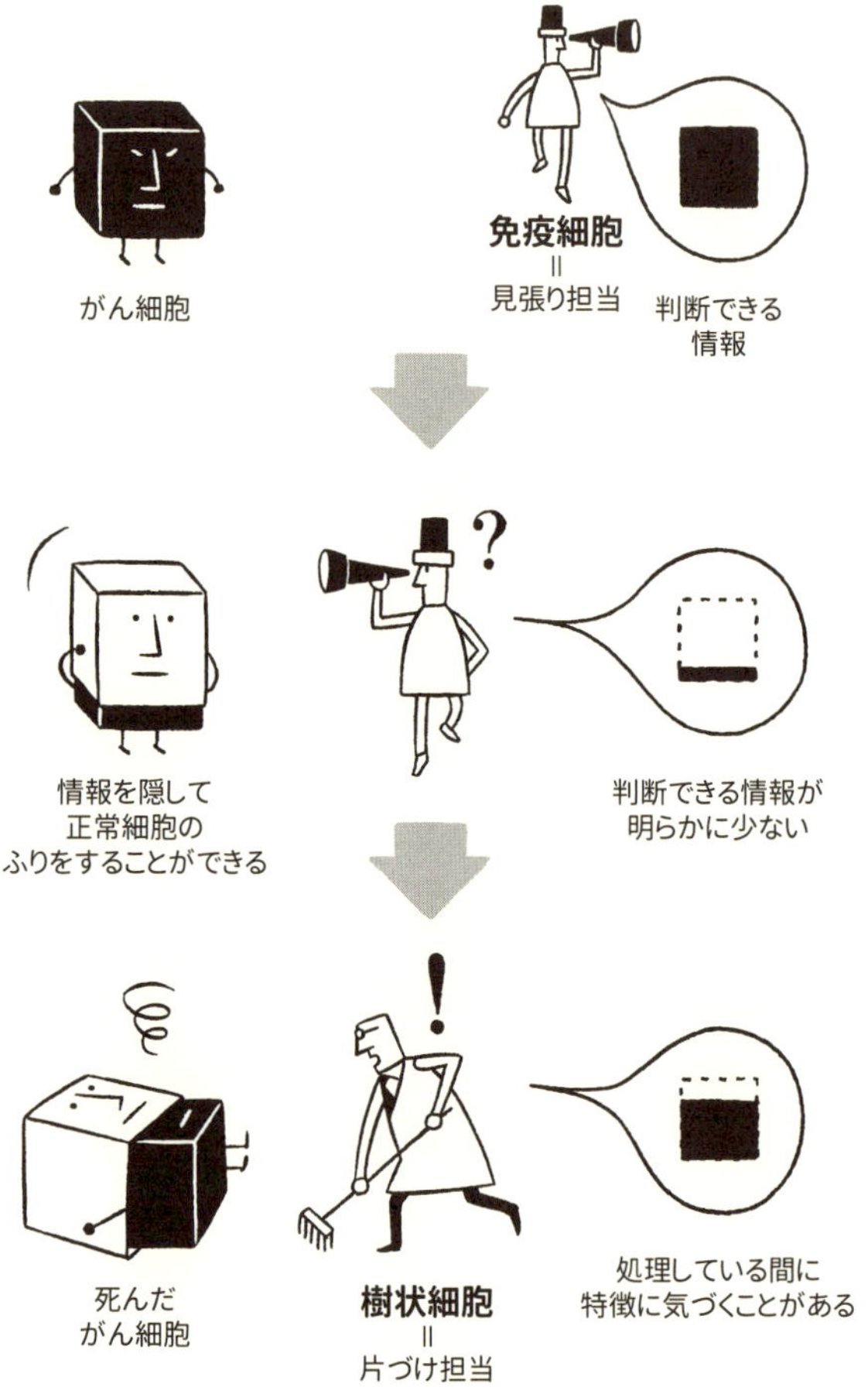

が、がん細胞の特徴に気がつくことがあります。

目立たない特徴であっても、食べて消化する処理の中で、隠していた特徴を自然と認識することがあるのです。私たちが特に勉強をしなくても、テレビなどで耳にするうちに、中国語や韓国語、タイ語などを、なんとなく区別できるようになるのと同じような感じです。

がん細胞を見失う免疫細胞

このように、私たちの身体は知らず知らずのうちに、がん細胞のわずかな特徴を認識して、がんへの攻撃性を持った免疫細胞を必ずつくり出しています。これらの免疫細胞は身体の中を循環してパトロールしながら、突撃命令が出るまでじっと待機しています。

しかし、がん細胞の特徴がたまたま外側に出ているところに出会わなければ、パトロール中の免疫細胞ががん細胞と気づくこともありません。会話をしているところにたまたま居合わせなければ、外国人と気づかないのと同じです。

がん細胞が特徴を外側に出しているところにパトロールをしている免疫細胞が遭遇すれば、攻撃命令を出すことができます。ただ、攻撃命令が出ても、攻撃細胞が現場に向かう間に、がん細胞が特徴を引っ込めてしまうと、攻撃細胞はがん細胞を見失ってしまいます。相手が確認できなければ、免疫細胞はいきり立った状態で、虚しく身体を循環するだけなのです。

もちろんうまくタイミングが合い、特徴を外側に出しているがん細胞に出会えば、その細胞を攻撃して排除できることもあります。しかし、がん細胞は特徴が外側に出ていようと隠れていようと、変わらずにどんどん増え続けます。

このように、**私たちの免疫はがん細胞に対しても働いているのですが、がん細胞が巧みに免疫細胞から身を隠してしまうため、増殖を許してしまう**のです。

3

偽物の免疫をつくるがん細胞

前項までで見てきたように、がん細胞は正常細胞と似ているうえに、わずかに区別できる特徴すら細胞内部に引っ込めてしまうことができます。

そのため、がん細胞は免疫細胞から見つかりにくく攻撃しにくいのですが、最近になって、**がんに対して免疫が働きづらい、もう一つ別の理由がわかってきました。それが「免疫を邪魔する免疫」の存在**です。

こんなことを想像してみてください。私たちは社会に紛れ込んで勝手に増える異物を毛嫌いしますが、逆に自分が異物、つまり入り込んでいく側だったらどうでしょう。たとえば私たちがA国という国の中に入り込んで、仲間を増やそうとしているとします。A国側は私たちを追い出そうと動き始めます。私たちは攻撃を受けないように、なるべく目立たないように振る舞いながら仲間の数を増やし、自分たちの領域を徐々に拡大します。しかし私たちの数が増えれば増えるほど目立ってきてしまうので、A

国も戦力を増強させて私たちを追い出そうと激しく応戦してきます。

そこで私たちはA国の中枢にスパイを送り込み、賄賂を使って攻撃を抑えたり、言葉巧みに市民活動家を誘導したりして戦争反対運動を起こさせます。するとA国の軍事費は削減され兵力が衰えるので、その間、私たちは勢力を伸ばすことができるというわけです。

がん細胞はこれと似たようなことを私たちの身体の中で行おうとしているのです。

がん細胞が免疫細胞の邪魔をする

がんが大きくなってくると、そのがんを攻撃しようとする免疫反応とはまったく別の種類の反応ががんの組織の中から現れることがわかってきました。**その反応はなんと、がんを攻撃しようとしている免疫細胞に働きかけ、その攻撃をやめさせるのです。このががん細胞が免疫細胞にブレーキをかける仕組みを「免疫チェックポイント」といいます。**

免疫はがんが大きくなればなるほど、その攻撃しようとする働きを増強させます。すなわちアクセルを踏んで攻撃力を増そうとします。

ところがこともあろうに、**がん細胞は免疫細胞に自分を攻撃させないよう、邪魔するブレーキも同時に踏ませているのです。がん細胞は、自分自身の増殖を阻止する免疫を加速させるアクセルと同時に、免疫の役割を阻害するブレーキも踏ませていたというわけです。**これが免疫チェックポイントの仕組みです。この免疫チェックポイントの働きのせいで、がんに対する攻撃が加速されないのです。

近年、がん治療の研究が進み、免疫チェックポイントにどのような特徴があり、どのように邪魔をしているのかということが少しずつわかってきました。

そこで、このブレーキのような働きに関係している分子（免疫チェックポイント分子）に直接反応して、その働きを抑える薬を作り、結果的に攻撃する免疫の働きを高めようとする試みが始まっています。

つまりがん細胞に免疫細胞のブレーキを踏ませないように邪魔することで、免疫細胞のがんへの攻撃をうながそうというわけです。すでにいくつかの薬が開発され、治験が行われているので、近い将来、がんに対する治療薬として世に出てくることになるでしょう。

今の段階では効果のあるがんの種類が限定されているものの、理論的に言えば、すべてのがんに対して成り立つはずです。実用化まで何年かかるかわかりませんが、さまざまな種類のがんに対して治験が行われ、すべてのがんに効果のある薬が、近い将来、世に出てくる可能性があります。

ただし、現在行われている免疫療法にほとんど副作用がないのに比べ、こうした治療薬には、それなりに副作用もあるようです。しかし「免疫を邪魔する免疫を抑える」という新たな方向性は、今後確実にがん治療の標準になるものと考えられています。

こういった薬品以外に、健康食品などにも攻撃を邪魔する免疫を抑える働きを少なからず持つものがあります。今まではがんにいいといわれる健康食品や薬品は、なぜ効果があるのかよくわからず、「どうやら免疫が上がるらしい」ということくらいしかわかっていませんでした。しかし現在は、それらが免疫を抑制する細胞の数を減らしたりしていることが明らかになりつつあります。

免疫チェックポイントの研究が進めば、その治療効果からがんに対する免疫療法が見直され、治療効果はさらに期待できるでしょう。

免疫とがんの関係

【免疫の基本的な働き】

身体の中に、
正常ではないもの(＝異常なもの)が入ってくる

▼

身体は困るので“異常なもの”を排除する

【がんに対しても免疫は働いているのか?】

がんは正常細胞が変化したもの ＝ 似ていても正常細胞ではない ＝ 異常なもの

がんは免疫から必ず異物として認識されている

▼

しかし、がんは免疫に排除されずに大きくなっていく

▼

なぜなら
《免疫がうまく働かないようにする性質》
をがんが持っているから

4 免疫を強くする治療法

ここまで見てきたように、免疫が、がんに対して働きづらいことは確かです。しかし、弱いながらも働いていることは間違いありません。**そこで免疫を人工的に手助けして、がんに対する免疫反応を強化させる「免疫細胞療法」という治療法が考えられました。**私の専門はこの免疫細胞療法ですが、本書の目的は免疫細胞療法を紹介することではないので、ここでは治療内容を簡単に説明するにとどめておきます。

すでに説明しましたが、がん細胞が増え続けるのは、がんの増える速度に、免疫の攻撃・排除の速度が追いつかないからです。しかし、弱いながらも、がんに対する獲得免疫はできています。がん細胞を見つける細胞も攻撃する細胞もいます。ただ、がん細胞がいることに気づきにくいため突撃命令がかからず、攻撃する機会を得られにくいのです。

現在行われている免疫細胞療法の主流は、**「突撃命令がかかるチャンスがなかなか**

来ないのであれば、攻撃する役目の免疫細胞に、とにかく強制的に突撃命令をかけましょう」という方法です。これを「活性化リンパ球療法」といいます。

もう一つの方法は「ワクチン療法」というものです。がん細胞には、**私たちの免疫が気づいていない特徴があります。それを免疫に教えてやれば、がんを攻撃する免疫細胞を身体の中につくり出す**ことができるようになります。

前述しましたが、樹状細胞は、異物の特徴を判断して、攻撃役の免疫細胞にその特徴を教える〝先生〟の役割をしています。樹状細胞が死んだがん細胞を処理することで、わずかな特徴を見つけ出して攻撃するように仕向けさせていたわけです。

もし私たちが気づいている特徴以外に、研究によってがん細胞の別の特徴が解明されてきたら、それを免疫に伝えて、さらに新しい攻撃をする免疫細胞を誘導したいところです。そこで、**樹状細胞に私たちの免疫細胞がもともと気づいていなかったがん細胞の特徴を渡し、先生役となった樹状細胞を身体に戻す方法を「樹状細胞ワクチン療法」といいます。**

アクセルとブレーキの2本立て

このようにがん細胞に対する不十分な免疫を強化させるために、患者自身の免疫細胞に働きかけて反応を起こさせるものを総称して、「免疫細胞療法」といいます。

これらの免疫を高める治療を駆使しても、今なお、がんのほうが優勢で、がん細胞を一個たりとも残らず追い出せるという状態には至っていません。しかし**攻撃力を増強する（アクセルを踏ませる）免疫療法と、攻撃を邪魔する力を排除する（ブレーキを踏ませないようにする）免疫療法の2本立てで、現在行われている免疫療法よりもさらに免疫を上げる**ことが可能な時代が間もなく来るのではないかと思われます。今後の研究結果を待ち、がんに対する免疫を上げる方法の開発を見守りたいと思います。

がん治療では手術や抗がん剤、放射線治療が標準的な治療とされています。しかし、それらの治療中、治療後であっても、常に私たちの免疫ががんを抑えようと頑張っていることには変わりません。ですからどんな状況であろうとも、がん患者は自らの免疫を上げることが重要なのです。

免疫細胞治療法については、この後の第9章で詳細を述べます。

第5章 がん治療の基本

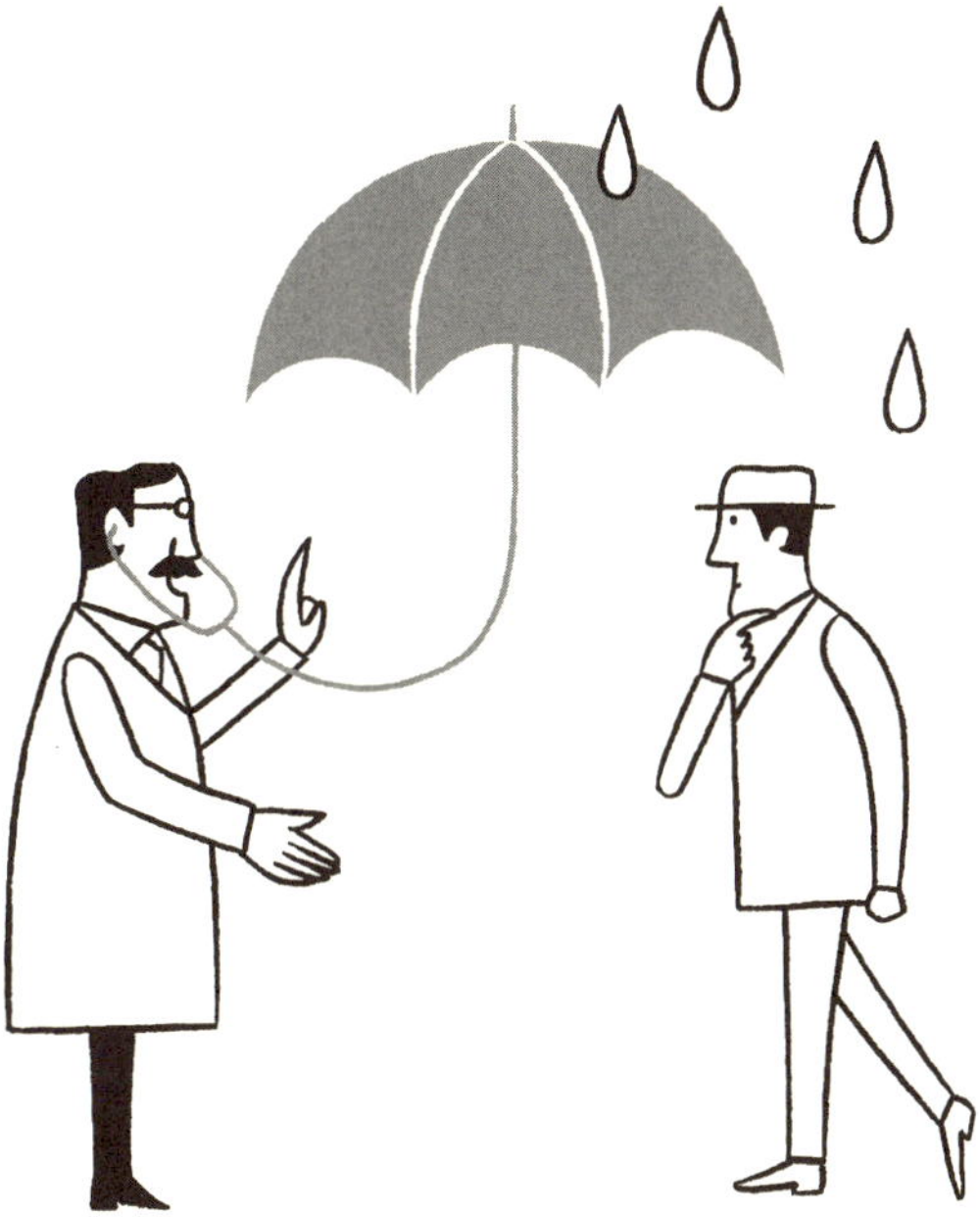

Q
がんの治療法を教えてください

A

がんの一般的な治療法は
手術、放射線、抗がん剤の3種類で
それぞれメリットとデメリットがあります。
しかし患者さんが、それぞれの治療の目的を
あまり理解されていない場合がよくあります。
標準治療とは何か？
セカンドオピニオンは有効か？
言葉としては聞いたことがあっても
案外わからないことばかりではないでしょうか。
この章ではがん治療の基本を見ていきましょう。

1 がん治療の基本

がんと診断された患者さんは、これからどんな治療が始まるのか気になると思います。

主治医からいくつかの治療法の選択肢を提示されて、自分で選ぶこともあるでしょう。その場合でも、自分ではどう判断していいかわからず、よくわからないまま医師の勧める治療法を受けている人も多いのではないでしょうか。

しかし、どんな治療をするにせよ、レストランでおすすめコースを選ぶような受け身の感覚で、治療法を決めるわけにはいきません。

患者はその内容を自分なりによく理解して、納得できる選択をすることが重要です。

はじめに、現在多くの病院で行われている治療について、わかりやすく解説していきます。

現代の医学ではがんに対する治療は、手術と放射線と抗がん剤という三大治療が中

心になります。これは当面変わることはないと思います。

時に患者さんは三大治療の中で、どの治療をするか、あるいはしないかの選択を迫られることがありますが、三大治療はそれぞれ治療の目的やメリット・デメリットが違うため、この判断は難しいものがあります。何を捨て、何を生かすかを慎重に決めねばなりません。

たとえば、喉にがんができたときのケースを考えてみましょう。

手術をすれば見える範囲のがんは取れるけれど、声帯を切除することになるので、生涯声は出せなくなる。一方、手術をせずに抗がん剤と放射線治療をするなら、声を失うことはないけれど、確実にがんの除去ができるとは限らず、治る確率は30％くらいだとします。

こんなときの判断は、実に難しいものがあります。

手術をすれば100％治る保証があるなら、まだ判断は容易かもしれません。しかし「手術をしたら50％の確率で治ります」などという場合には、手術をすれば声を失ううえに、がんが治らない確率も2分の1だということです。こう言われたら、どちらを選択すればいいのでしょうか。

治療後の人生を考えることが重要

〝生きる〟ことだけを考えれば、治る確率の高い手術を選ぶ方も多いでしょう。しかし、それでも2分の1の確率でしか治らないし、そのうえ声を失ってしまうことになるのです。

かけがえのない命を少しでも長く延ばすことの重要性は言うまでもありません。**しかし治療後の人生をできるだけ普通通りに過ごすことも、同じくらい大切です。**

「治療しなければ半年で死んでしまうかもしれないけれど、治療すれば2年は生きられる」と言われれば、誰もが迷わずに治療するでしょう。けれども、「もし治療をすれば2年間生きる可能性はあるけれど、その2年間をすべて病院のベッドの上で過ごすことになってもいいですか」と聞かれれば、答えは大きく変わると思います。

主治医は治療の選択肢を示すにあたり、時として、その後の人生の質よりも、どれだけ長く生きられるかの期間（生命予後といいます）に重きを置いて話すことがあります。それはわれわれ医師にとって、患者さんを生かすこと、死なせないことが主要な役割だからでしょう。

しかし、治療は医師のためにするのではありません。患者さん自身のために行うのです。だからこそ、**その選択は「その後の人生はどうなのか」という大きな視野に立ち、患者側が行うべき**です。

治療法を自分で選ぶことは難しいことかもしれません。しかし、少なくとも選んだ治療が悔いのない選択であったと思えるためにも、**患者自身が、がん治療の意味とそれぞれのメリット・デメリットを知り、しっかりと治療について考えるべき**なのです。

2
標準治療とは何か?

がんには**「標準治療」と呼ばれる治療法があり、通常はこの治療法が当然のように推奨されます。標準治療は主に手術・放射線・抗がん剤の三大治療を中心に構成され**ます。ただ、誤解されがちですが、**三大治療=標準治療というわけではありません。**

本来の意味の標準治療とは、「〝このがん〟の〝この状態〟であれば、〝こういった手術〟を、あるいは〝この種類の抗がん剤〟を投与したところ、治療成績が高かった」というように、**過去の統計的な解析を通して、その領域の専門家の立場から推奨できる共通理解として選定されたもの**をいいます。

つまり手術すること自体が標準治療というわけではありません。このがんのこの状態なら手術するのが標準治療、また、進行していた場合には手術をしないでこの薬の治療をするのが標準治療といったように、がんの種類や状態に合わせて、これまでのデータからもっとも成績がいい治療が、標準治療となるのです。この選定がされていないものであれば、いくら抗がん剤や放射線治療でも、標準治療とはなりません。

ステージ4（がんがかなり進行した状態）の多くの転移を伴った状態で根こそぎがんを取るような手術をするとか、あるいはステージ1（がんの進行が進んでいない状態）の早期がんの手術の後に再発を抑えるために抗がん剤をどんどん投与するような治療は、標準治療とはいいません。つまり**抗がん剤のすべてが標準治療というわけではなく**「この種類のがんに対しては、この薬をこういう方法でこれくらいの期間投与した結果、一定の効果があった」といえるものだけが標準治療ということになります。

また、よく誤解されるのが最先端治療です。最先端治療と言われると、すぐに飛びついてしまう患者さんがいますが、新しい治療だから有効というわけではありません。

〝最先端〟と言うだけあって、これまでになかった試みであり、なかには「それが有効であるかどうかはこれから判明する」といった実験的な治療も多く含まれています。したがって現状で最良な治療が標準治療である以上、最先端治療は標準治療には当たりません。ですから、「標準治療ですべて手を尽くしたものの効果がなかった」という場合に初めて、最先端治療は試してみるべき選択肢になってくるのです。

3 医師や病院と、どう関わるか

患者さんはほとんどの場合、十分な医学的知識があるわけでもなく、どんな治療をするべきかを自分で決めることはできません。しかし、がんの治療では、時として医師から治療法の選択肢を提示され、その中から選ばざるをえないことがあります。

前述したように、通常、医師が提案するのは、医療サイドから見て患者さんにとってベストであると思われる標準治療です。しかし、がんの状況によっては「ベストな治療はこれである」と医師の側から選定するのが難しい場合もあり、そのような場合は、どの治療を選ぶかの判断を患者さんに委ねることもあります。

極端にいえば「次の❶~❸のうち、どれを選びますか?」というようなことです。

❶完治は難しく障害が残るかもしれないが、がんの塊は除去できるので手術をする

❷手術はせずに放射線と抗がん剤の治療を行いながら延命を目指す

❸何もしないで緩和ケアのみ行う

こういった場合の選択肢はすべて一長一短で、**どれが正解でどれが間違いだとはっきり言うことは難しいでしょう。**

たとえば最初から❸を選ぶ人は少ないと思います。ところが、何もしないからといって必ずしも余命が一番短いとは限りません。

❶、❷では副作用や合併症に苦しむかもしれませんが、がんの場所によっては❸は症状があまり出ない場合もあるのです。このように、仮にきちんとした情報があっても、どれが一番いいのか分からないことには変わりありません。

したがって治療を受ける患者さんが後悔のない選択をするには、病気を現実的にとらえて、何を求めるための治療を行うのかなどをよく考えたうえでの、冷静な判断を必要とします。

セカンドオピニオンを求めるべきか？

一つの病院だけでなく、複数の病院から治療方針についての意見を聞く「セカンドオピニオン」という制度はずいぶん定着してきました。患者さんによっては多くのセカンドオピニオンを求めるために、何枚もの紹介状を持っている場合があります。

しかし、多くの場合、**治療内容が病院によって大きく変わることは、ほとんどありません。**東京の有名病院でも地方の中堅病院でも治療内容はほとんど同じです。病院や医師を変えたからといって、標準治療の内容が変わることはほとんどないのです。

なぜなら、標準治療とは、がん治療を研究している医師の集まり（学会等）において決められた多くの医師の共通認識だからです。したがって**病院を変えることで、まったく異なる治療法が推奨されることはほとんどありません。**

ただし病院によって治療の方向性が異なる場合はあります。さきほどの❶、❷、❸のような、どれもが間違いでない選択肢の場合、医療機関によって推薦順位が変わることはあるのです。

たとえば、お尻の穴に近いところに直腸がんがあったとします。この場合の手術治療としては、お尻の穴も含めて直腸を切除し、今後は永久に人工肛門から排便することになる手術を行うこともあります。一方で、ぎりぎりでもお尻の穴を残し、お尻の穴から便が出る機能をできるだけ温存する手術もあります。

がん細胞をできるだけ完全に除去しようと思えば、肛門まで取るほうが無難です。しかし患者さんからすれば、今までのようにお尻から排泄できることを望む方のほうが圧倒的に多いはずです。

ただ、こういった手術を選択しても、結局はうまく便が出なかったり、長期にわたる下痢でお尻がいつもただれてつらい状態が長く続けば、最終的には「人工肛門にしたほうがよかった」という状況になってしまうこともありえます。どちらにも一長一短があり、どちらが良くてどちらが悪いということはありません。

つまり、この場合は**リスクをとっても利便性を追求するか、それとも不便でも安全性を求めるか、という選択**になります。このような判断の難しいケースは医師や病院によって方針が異なりますし、患者さんの考え方も人それぞれです。

しかもこのような場合は、説明の仕方や言葉の選び方も非常に難しくなります。セカンドオピニオンで意見が分かれるのは、こういった状況に多いのです。

今ではセカンドオピニオンを受けることは患者にとって当然の権利です。しかし、どこに行っても同じことを言われることが多い中で、複数の病院に次々とセカンドオピニオンを求めに行くことで治療の開始がどんどん遅れてしまう患者さんがいます。そのような状況を見ると、私は時間がもったいないと感じることがあります。

大切なのは、与えられた状況の中で、自分がどのような気持ちで今後の治療を受けたいかをしっかり考えることです。それはご自身の置かれた社会的環境や、年齢などによっても異なるでしょう。

医師と自分の考えが異なったらどうするか?

やみくもに診察を受けるのではなく、まずは〝がん〟という病気の実態と現実を知ることが重要です。そして今後自分の人生に残された時間がどれくらいあるのかもぜひ考えてみてください。

もしがんにならなかったとして、その場合、がんと関係なく訪れる寿命や、がん以外の持病も考慮し、がんを治療した後の自分の生きる時間の生活の質などを十分に考えて、どのような治療法を選ぶかなどの希望を主治医に話すべきだと思います。

なかには「上から目線」で、患者さんの希望を考えない医師もいます。「これが当たり前なのだから、嫌ならほかの医者のところに行っても構わない」と言わんばかりの先生がいるのも残念ながら事実です。

そのような雰囲気の医師には、自分の気持ちを伝えるのがためらわれることでしょう。医師との間に気まずい雰囲気ができるよりはましだと、黙って自分を押し殺して、不安や不満を抱えながら治療を受けている方も実際に多くいらっしゃいます。

しかし、治療は誰のためでもなく自分のために行うものであることを忘れてはいけません。また、治療の本当の目的は、がんを小さくするためでも、苦しい思いをするためでもありません。自分にがんがなかったときの本来の自分の状況に戻ること、少しでもその状態に近づけることです。それも自分が元気でいることが前提なのです。

何も遠慮することはありません。自分の意見を持っているのは当たり前です。**そのためにも自分の方向性と合致するような医療機関を探すという意味でのセカンドオピニオンは必要**だと思います。

ただ、これは注意してもらいたいのですが、**自分の希望通りに治療を行いたいという意志を持っていても、その治療が実は患者さんにとってとても不利益であることも**

あります。こういった場合、医療機関側が患者さんの希望通りの治療を行えないこともあります。

強引に希望を通してもいいことはない

時折、医学的には明らかに患者に不利益なのに「患者さんの希望だから」と言って、患者の感情的な意見に同調する形で治療を進めようとする医療機関を見かけます。

たとえば、抗がん剤は患者さんにとって決して心地よい薬ではありませんし、抗がん剤を使ったからといって必ず治るわけではありません。すると、「治るかどうか分からないなら抗がん剤治療はしたくない」という患者さんがいます。気持ちはわからないでもありません。

しかし治らないからといって意味がないとは限りません。もし抗がん剤治療の結果、元気に長く生き続けられれば、完治はせずとも治療することには大きな意味がありま す。抗がん剤の副作用は苦しいものの、案外平気な方もいるし、多少容認できるレベルの副作用なら、やりたいと思う人もいるはずです。

にもかかわらず、「抗がん剤は毒でメリットも少ない」といった一方的な側面からの話だけをすれば、ただでさえ「抗がん剤はつらいから嫌だな」と思っている人を、医学的に正しくないほうへどんどん誘導していることになります。

患者の主張を何でも聞く病院はNG

患者さんがすべての治療におけるメリット・デメリットを十分理解したうえでの決断であれば構いません。しかし表面的な知識しかなく専門家の話はほとんど聞かない状態で、自分の意向に沿う話しかしない病院で治療を受けるのでは、本当に正しいことが行われているかどうか非常に怪しくなってきます。

患者さんの希望をより受け入れてくれる医療機関でセカンドオピニオンを求めることは間違っていません。ただ、**患者の意向を何でもかんでも受け入れてしまう医師や病院が、必ずしもいいわけではない**ことも覚えておいてください。

医学的にまっとうな立場に立ったうえで、なおかつ、皆さんの立場や意向に沿った治療をしてくれる医療機関を探すよう心掛けてもらいたいと思います。

第6章 がんの三大治療

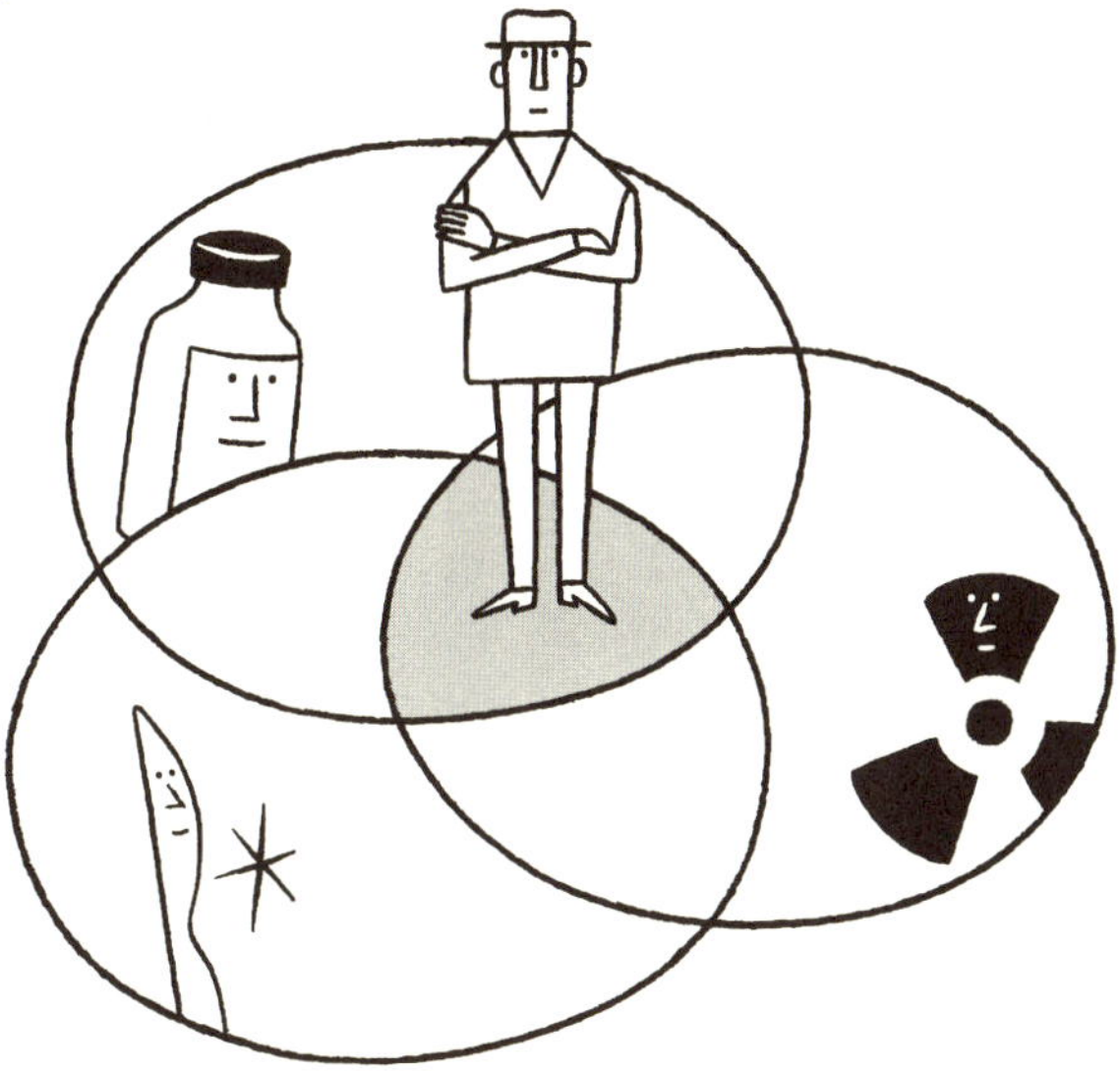

Q

がんの三大治療とは何ですか？

A

がんの**三大治療と呼ばれているのが**
手術、放射線、抗がん剤です。
それぞれの治療法の目的は？
それぞれのメリットとデメリットは？
三大治療について見ていきましょう。

1 がんの三大治療

がんは身体の中に本来なかったはずの間違った細胞が増え続けて塊をつくり、時に血管やリンパ管を伝って違う場所に転移していく病気です。生命を維持するために不可欠な臓器においてがん細胞が大きくなれば、そのぶん正常細胞の占める割合が減るため正常機能が低下し、また転移することで他の臓器の働きをも阻害していきます。

したがってがん治療の基本は、身体の中にあるがん細胞と、それが寄り集まってできた塊を取り除いて増殖を抑えることです。

そのための治療は、**手術、放射線、抗がん剤（化学療法）という三大治療のどれか、もしくはそのうち複数の方法の組み合わせ**になります。この三つは多くが健康保険の適用もあり、ある程度の効果が医学的に証明されています。

三大治療は、それぞれ目的が異なります。

この三つの治療は、局所治療と全身治療の二種類に分類できます。**局所治療が「手**

術」と「放射線」、全身治療が「抗がん剤」です。

局所治療とは、がんの塊がある部分（局所）**に対する治療であり、がん細胞が増えて集まった腫瘍の塊を含む、一定の領域が治療対象**です。がんは血管やリンパ管を通してがん細胞が全身にばらまかれる可能性のある病気ですが、局所治療はあくまでも現時点で肉眼や画像で確認できる腫瘍だけを対象にしています。

のちほど詳しく説明しますが、実際にメスで身体を開き、がん細胞の塊とその周辺組織を物理的に取り去るのが手術であり、身体を開けず、放射線のエネルギーでがんのある部分を焼くような状況にするのが放射線治療です。

全身治療とは、点滴で血管に入れたり、経口剤（飲み薬）**として服用して、身体全体に治療薬を満たし、がん細胞を減らそうとする治療**です。身体全体に薬を行き渡らせることで、どこにあるかも分からない、がん細胞もなくそうとします。抗がん剤治療やホルモン療法などがこれに当たります。

がんの三大治療

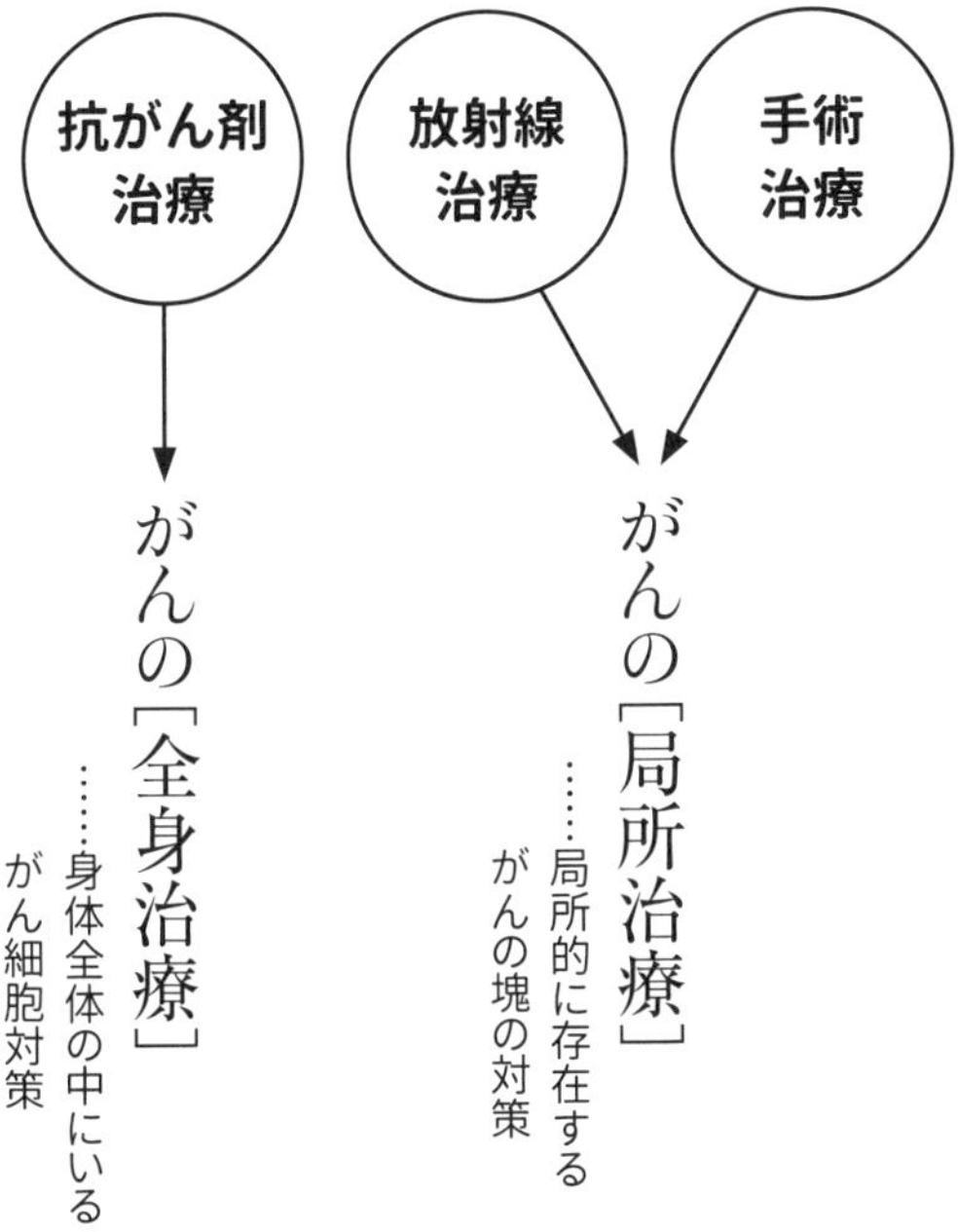
抗がん剤治療
放射線治療
手術治療
がんの「全身治療」
……身体全体の中にいるがん細胞対策
がんの「局所治療」
……局所的に存在するがんの塊の対策

2 手術

まず手術について詳しく説明しましょう。

がんのある臓器などを直接切り取って摘出するのが手術です。もちろん、ただむしり取るわけにはいきません。そんなことをすれば出血が止まらず大変なことになります。また、摘出した場所に大切な血管が含まれていれば、その先に運ばれるはずの栄養が届かず、手術後に残った部分は壊死してしまいます。

がんを安全に取り去るためには、がんのあるところだけでなく、正常部分を含んだ一定範囲の領域を切り取る必要があります。切り取った後の残った部分が壊死したりせず、ちゃんと働くように、栄養を送れる血液の流れを確保したり、いらないものを排泄する流れを確保する必要もあります。

また胃や腸など消化に必要な臓器を切除したら、食物が通る通路を新たにつくる（再建といいます）必要がありますし、胆管や尿管を取ったときは、胆汁や尿の出口を再建しなければいけません。

これらのことに注意して手術した結果、**がん細胞を一個たりとも残さずに取り去ることができれば、無限に増え続ける細胞は身体に存在しないことになりますから、がんは完全に治癒します。**

ただ、塊で存在するがんを確認することは比較的容易ですが、周囲に散らばったり、血管やリンパ管を通して飛んでいった細胞レベルの小さながんは、いくら検査をしても確認できません。ＰＥＴ（陽電子放射断層撮影）という機材を使った画像診断でも、がんがあまりに小さければ発見は不可能です。

したがって、どこかほかの場所へ肉眼では見えないレベルの転移をしていたら、手術や放射線治療などの局所治療では手の施しようがないのです。

もし、がんと診断されたとき、もともと存在していたがん（原発がんといいます）以外に、すでに塊としての転移がいくつも見つかった場合には、たとえ見える塊をすべて摘出する手術をしても、確実に多くのがん細胞が残ってしまうことが予想されます。

このようなときは下手に手術をして身体を弱らせるより、手術ではない治療を選択するのが一般的です。

こんなとき、「取り切れないのはわかりました。それでも手術で取れるところだけでも取ることはできませんか？」と言われる方もいます。しかし、**すべて取り切れないことが事前にわかっているのに、手術をすることは基本的にありません。**

なぜなら手術をすると身体に大きなストレスがかかるので、残ったがんが手術のストレスでかえって増えてしまい、がんの進行が早まり寿命を短くしてしまう可能性があるからです。

どんな治療もそうですが、**手術にもメリットとデメリットがあります。**メリットが強く想像されがちですが、手術をすることで体力を失い、免疫の力が少なからず低下してしまうこともあります。手術によるデメリットも確実にあるのです。

手術をすることでどんなリスクをともなうのか？

メリットとデメリットをよく考えて手術を行うかどうかの判断をすべきでしょう。

3 放射線

手術と並ぶ、**もう一つの局所治療が放射線治療**です。

これは物理的にがんを取り除くのではなく、**放射線のエネルギーを利用して、がん細胞に遺伝子の変化を起こして死滅させる方法です。かみ砕いて言えば、エネルギーでがん組織を焼くような方法**と言えるでしょう。

がん細胞が塊として存在している部分に放射線のエネルギーを当てて治療するので、局所的な治療という意味では手術と同じです。

手術では、がんの周囲の正常組織もある程度一緒に取り除くことは避けられませんが、**正常な組織にもダメージを与えてしまう点では放射線治療も同じ**です。放射線は身体を貫くエネルギーなので、がんのある部分だけでなく、その前後や周囲にもエネルギーが当たってしまい、正常組織にも影響を与えることがあります。そのため放射線治療の合併症（ある治療がもとになって起こる、ほかの症状）があらわれるのです。

たとえば放射線を当てた場所によっては皮膚の炎症や脱毛を生じさせます。唾液線組織を含む口のあたりの領域に放射線をかけると、唾液をつくる力が減るため、口や喉が乾いたり味覚がなくなったりすることもあります。

また、食道やお腹への放射線治療は、がんの周囲の正常な食道組織に炎症を起こし、強い胸焼けや、腸炎の症状である腹痛や下痢、下血を起こすこともあります。また放射線を当てた場所に関係なく、倦怠感があらわれることもしばしばです。

しかし放射線治療は、手術で体の一部を切除して大きな機能が失われてしまう場合に比べ、大変ありがたい治療です。手術で喉や食道のがんを治療する場合、声が出なくなる、ものが飲み込みにくくなるといった、日常生活を送るうえでの重大な差し障りが生じることがあります。また、男性の前立腺がんでは、手術することで男性機能を失う可能性もあります。このような手術で生じる合併症は、がんが取り切れるかどうかとは別の次元で、身体上の大きなマイナス点となってしまいます。

もし放射線治療で手術をしたのと同じ治療成績を得られるなら、放射線治療は患者さんに大変有意義な治療ということになります。

近年、進歩を見せる放射線治療

そこで現在は、同じ放射線治療をするにも、どうにかしてもっと副作用や合併症を抑えて治療効果を上げられないかが研究されており、**近年非常に進歩したがん治療の領域**であると言えます。

たとえば粒子線治療（重粒子線や陽子線）や定位放射線治療（ガンマナイフやサイバーナイフ）といって、放射線の当たる範囲をできるだけ狭く限定できる方法が開発され、治療効果の向上だけでなく正常範囲にあまり影響を起こさないようになっています。

がん治療では手術が基本となるものの、**手術では取り切れないレベルでがんが進行しているとか、がんとは無関係に、患者さんの心臓がもともと悪いなど既存の病気を持っていて安全に手術を行うことが難しい、などのときには放射線治療が行われることが多くなります。また手術をすることで大切な機能を失う（声が出なくなる、食事ができなくなるなど）場合も、手術をせずに放射線治療を行う**ことがあります。

手術治療と放射線治療を比較した結果、治療成績に変わりがなければ、身体にとって侵襲の少ない（影響が少ない）治療が選ばれるでしょう。そのような状況では、すでに放射線治療が標準治療となっています。

放射線で症状をコントロール

また、手術をした後によく行われるのが、がん細胞が残っているかもしれない部分に放射線を当てることです。これは再発を防ぐ目的です。乳がんの手術後によく行われています。

最近ではあくまでも局所治療に重きを置き、**がんの根本的な治療手段としてというより、症状のコントロール手段として局所治療が行われることも多く**なってきました。

たとえば、多くの方はがんが脳に転移すると大きく落胆されますが、脳に転移したがんを脳に障害を起こす部分的な腫瘤と考え、そこに局所治療として放射線治療をすれば症状は消えます。また、同じ場所でなければ何か所でも照射できる定位放射線治療も開発され、脳転移が起こるたびにガンマナイフ（定位放射線治療の一つ）で一つずつ治療することで症状を長くコントロールすることも可能になってきています。

4　手術・放射線のメリットとデメリット

ここで手術と放射線という局所治療のメリットとデメリットについて見てみましょう。

手術は物理的にがんをなくせますし、放射線はその部分を集中的に治療できるという安心感があります。

ただし、**手術は物理的にがんがなくなったことが確認できるものの、失う正常組織もあります。**そして手術を受けるということは、心身ともにストレスを感じるものです。程度の差こそあれ、正常な機能を失って不便を感じることもあります。

放射線は手術ほどには、治療後に体の機能を失って不便を感じることはありません。正常組織に当たった放射線が合併症を起こすかもしれませんが、手術ほど確実に機能低下には至りません。ただし、**がんの塊がなくなったという確証を得ることもできません。**

また、手術と放射線という二つの局所治療に共通したデメリットは、ともに局所の治療であるために、血管やリンパ管を通してよそへ流れていったかもしれないがん細胞には何の影響も与えられないことです。

手術や放射線治療を行っても、もしほかのところにがん細胞が残っていれば、いずれ塊となって検査で見つかるほど大きくなる時期が来るかもしれません。これがいわゆるがんの再発です。

よく勘違いされますが、**再発とは新しくがんが発生することではありません。**第1章の4「転移の実態」で述べたように、残っていたがん細胞がある程度の大きさの塊になって、検査で確認されることを意味します。

私たち医師はがんの進行の度合いを総合的に判定することで、手術後にも細胞レベルではがん細胞が残っているかもしれないと予想することができます。

がんの進行度がステージ3以上であれば、多くの場合、手術などの局所治療に成功して、がんを見た目の上でなくすことができても、高い頻度で細胞レベルのがんは残っていて、いずれ再発する可能性が高いと予想されます。この場合は残っているかもしれないがん細胞に対して、治療を行う必要が出てきます。

ただし、この手術後の段階では、がん細胞の存在を予想することはできても、まだどこにがん細胞があるのかわからないので、手術や放射線治療という局所治療はできません。結局は身体丸ごとに対して治療を行う全身治療をすることになります。

それが次に説明する全身治療で、具体的には抗がん剤治療とか、化学療法などと呼ばれている方法です。

5
抗がん剤

手術や放射線治療が局所治療と呼ばれるのに対し、**抗がん剤（化学療法）は全身治療**と呼ばれます。抗がん剤を点滴で血管に入れたり、経口剤（飲み薬）として服用することで、身体全体に抗がん剤を満たして、がん細胞をやっつけようとするためです。**身体全体に薬を行き渡らせることで、目に見えない小さながん細胞にも対応することができる**のです。これが全身治療のメリットです。

私たちはがんを部分的な塊として意識してしまいがちですが、**本来、がんは全身病**です。がん細胞は増え続けながら血管やリンパ管をめぐって身体中に回り、どこに塊をつくるかわからないからです。

局所治療では目に見える〝がん〟しか治療できませんが、**抗がん剤は身体全体をめぐるため、たとえ身体の隅にがん細胞がたった一つだけあったとしても、必ず影響を与えてくれます。**それが抗がん剤治療の大きなメリットと言えるでしょう。

抗がん剤治療は手術でがんが取り切れないときや治療後に再発したときに行われることが多く、単独で、もしくは放射線治療と一緒に行うこともあります。

また、手術をした後でも、がん細胞が残っていると思われる場合に再発を抑える目的で抗がん剤治療が行われることがあります。この場合は手術治療後の補助的な働きのため、補助療法としての抗がん剤治療と呼ばれます。

がんをやっつけるのは抗がん剤ではなく免疫

ところで先ほど「抗がん剤が、がんをやっつける」と書きましたが、正確に言えば、**抗がん剤が直接がんを攻撃するわけではありません。やっつけるのは私たちの身体に備わっている免疫です。**第3章で「免疫はあらゆる治療の基本であり、抗生物質も抗ウイルス薬も免疫の応援をしているだけ」と述べましたが、抗がん剤の場合も同じです。

抗がん剤は、がんを死なせる薬であると思われがちですが、生きたがん細胞を直接的に死なせる働きはありません。抗がん剤の働きについて書かれた文書（薬局でもらう説明書など）を読めばわかりますが、**抗がん剤はがんを殺しているのではなく、が**

んが増えるのを阻害する薬です。もっと正確に言うと、がん細胞に限らず、増殖しようとする細胞であれば、それを邪魔する薬です。そのためがん細胞だけでなく、増殖しようとする細胞をことごとく抑える抗がん剤の力が、副作用になってしまうのです。

本来はがん細胞だけをピンポイントで狙う薬が望ましいため、分子標的薬という薬も開発されました。しかし、分子標的薬は、一部の正常細胞にも強く影響を与えてしまうことが分かってきました。また単独では十分な効果も得られないため、通常の抗がん剤と併用しながら使用されることとなりました。

結果として、いま広く使用されている抗がん剤は、**健康な細胞も含めた細胞全体の増殖を抑える力しかありません。それが白血球や血小板の減少、口内炎や下痢、脱毛といった副作用を生む**のです。

ただし、副作用の重さは人によって違います。とても激しい副作用が出る人もいれば、ほとんど出ない人もいます。自分はどうなのかが事前にわかればいいのですが、基本的にはやってみないとわかりません。

しかも副作用の重さはがんの治療効果とは無関係なことが多く、**いくら副作用が強**

くても、がん治療にはまったく効果がなかったということもあります。逆に副作用が**あまりなくても、がん治療の効果が出ることもあります。**結局は、「やってみないとわからない」というのが正確なところです。

抗がん剤を使うときに知っておかねばならないのが、**どんな抗がん剤も、永遠に効き続けることはない**ということです。たとえその薬が有効でも、がん細胞が薬に慣れてしまい効果が出なくなるときが必ず来ます。これを「耐性ができる」といいます。

耐性ができてしまった抗がん剤を投与し続けることは、治療効果が得られないまま、副作用だけが出ることになりますから、治療は中止するしかありません（仮に薬が効いていても、あまりにも副作用が強いときも治療を継続できません）。

ジレンマを抱える抗がん剤治療中止の判断

ただ、**抗がん剤を中止する判断は、非常に難しい**ものです。

抗がん剤の治療効果は通常、腫瘍マーカー（血液を利用する臨床検査の一つ）のような血液検査ではなく、ＣＴやＭＲＩといった画像で判断します。抗がん剤を投与しているのにがんが大きくなると、抗がん剤の効果はないと判断されます。他の抗がん剤の選択肢があれば、そちらに変更する提案が医師からなされますが、他に有効なものがなければ、抗がん剤治療は中止になります。

抗がん剤治療をしているのにがんが大きくなったとしても、もしかすると薬が効いているから、がんの増え方がこの程度のスピードで済んでいるのか、それとも薬がなくてももともとこのスピードなのか、区別はつきません。

このような状況は医学的な効果判定では〝無効〟と判断されているため、抗がん剤使用を医師が強く推奨することはなくなります。代わりに、抗がん剤治療を希望するかしないかの判断が、患者さんに委ねられることがあります。

また手術後に、残っているかもしれないがん細胞に対して抗がん剤治療をする場合（補助療法として行う抗がん剤治療）、もともと画像でも見えないがんが相手ですから、抗がん剤が効いているかどうかといった判定はできません。もし、その結果が分かるとすれば、薬を投与しているにもかかわらず、その後に再発していると確認されたときだけ、すなわち抗がん剤に効果がなかったときだけです。

このように、**手術後の抗がん剤治療は有効かどうかを示すことが難しいため、終了する期限を決めて行う**ことが一般的です。期限を区切らなければ、抗がん剤が効いているかどうか判然としないまま副作用に苦しむことになり、ゴールの見えないままマラソンを走るのと同じことになってしまうからです。

したがって、手術後の補助療法としての抗がん剤治療は、患者さんの身体にあまり負担がかからないよう、一定の期間や回数を決めて行うのです。

しかし、再発の可能性がとても高い場合、医師が当初決めた回数や時期を超えて、念のために治療を継続することを勧める場合もあります。

このようなときは、患者さんはますます抗がん剤治療をやめる判断がつかず、副作用がありながら治療を続けたり、実際にがんが再発して抗がん剤の効果がないことが分かるまで治療を行ってしまうことになりがちです。

決められた期間や回数以上に継続することは、プラスになる医学的根拠が乏しいことも多いため、**副作用が本当に苦しいときには、患者のほうから継続したくないと主張することも必要**です。

三大治療のメリットとデメリット

	手術治療	放射線治療	抗がん剤治療
メリット	▶がんを取りきれる可能性がある	▶手術よりは正常組織が機能低下しない	▶身体全体のがんに薬の影響を与えられる
デメリット	▶正常な組織も一定程度失われる ▶他の場所に転移したがんは取れない	▶がんの塊がなくなったという確証を得にくい ▶他の場所に転移したがんには効果がない	▶合わないとまったく効果がないこともある ▶副作用が起こることが多い ex.だるさ、食欲不振、やせる、髪が抜ける ▶使い続けると必ず効果がなくなる

6

抗がん剤と免疫

抗がん剤は正常細胞も含めたすべての細胞の増殖を邪魔する薬です。決して、がん細胞だけを狙っているわけではありません。

それでは抗がん剤を使っていると、どうしてがんが小さくなるのでしょうか。よく考えると不思議です。細胞が増えるのを抑えることで、がん細胞の数が少なくなる理由について考えてみましょう。

抗がん剤の副作用に、白血球の減少があります。主に減少する白血球は好中球（顆粒球）と呼ばれる細胞です。

好中球の寿命は短く、2週間ほどです。寿命が尽きる一方、新たな好中球も2週間後に誕生します。好中球は2週間という周期で〝生まれて死ぬ〟サイクルを繰り返しているのです。生まれた好中球は、ほとんどの時間を骨髄の中で過ごすため、血液中に出てくるのは最後の1～2日間だけです。

抗がん剤が投与されると、がん細胞だけでなくすべての細胞の増える力が抑えられてしまうため、骨髄で生まれる好中球も抑えられます。短期間ですが、新たな好中球がつくられない状態になるのです。一方、抗がん剤が投与される前につくられた好中球は、本来の寿命が来て死んでいきます。

こうした状況のために、本来なら好中球が生まれて10日後くらいに血液中に出て、寿命が尽きる好中球に代わって役割を果たすはずであったのに、それができなくなるのです。

こうして、抗がん剤を入れてからちょうど10日目くらいから血液中の好中球が減り、それに伴って好中球を主成分とする白血球の数も減ってきます。これは好中球の生まれる周期と寿命が尽きる時間が同じだからこそ起こる現象です。

それではがん細胞の場合はどうでしょうか。

がん細胞は白血球と違い、死ぬ細胞より新しく生まれる細胞のほうが多いので、好中球に比べればトータルの細胞数は減少しにくくなります。つまり抗がん剤の投与によって「がん細胞が減る」というよりは、「増えない」という程度です。

免疫の効果で、がんが小さくなる

それにもかかわらず**抗がん剤が有効な場合は、やはりがんが小さくなります。**それは**抗がん剤ががん細胞の増殖を抑えている間に、免疫ががんを攻撃するから**です。

抗生物質は細菌やウイルスを直接殺すわけではないけれど、増えるのを抑えていれば、その間に免疫が細菌やウイルスを攻撃して、やがて免疫が細菌やウイルスに勝つと説明しました。抗がん剤もそれと同じ原理です。

ただ残念ながら、**抗がん剤に対してがん細胞には耐性ができてきます。がん細胞が薬の効果に慣れてしまい、有効でなくなる時期が来るのです。耐性ができればがん細胞は元の増殖速度に戻るので、免疫が再度負けてしまい、がんが大きくなる**ということになります。

ですから**耐性ができる前に、免疫の力を上げて抗がん剤の効き目をよくすることが非常に重要**になってくるのです。

抗がん剤で、がんが小さくなる理由

がんが縮小した ＝ がん細胞の数が減っている

⇧

抗がん剤の働き

○ **がん細胞の増える速度を抑えている**

✕ **がん細胞を攻撃している**

がんが小さくなる理由

▼

抗がん剤の効果でがんが増えない間に
がん細胞を減らす**別の力**があるから

↓

免疫力

7 抗がん剤は有効か？

抗がん剤は多くのがん患者が利用する薬ですが、それがどのくらい有効かについては知らない方も多いと思います。「この抗がん剤はどれくらい効きますか？」という場合の効果は、奏効率（治療によるがんの縮小率）で示されることが普通です。がんは大きくなり続ける病気ですから、大きくならないだけでなく、小さくなるということは、とても素晴らしい効果です。一般的な奏効率はどれくらいなのでしょうか？

実は**どんなに有効な薬であっても、その奏効率はせいぜい50％前後**までです。がんを状況ごとに細かなグループに分けて、そのグループだけの有効率を算出した場合に高い数字が出ることはあるものの、**通常の標準治療として推奨される抗がん剤の奏効率は20～30％**です。

奏効率の意味ですが、「奏効率が30％です」といった場合、3割の人が治るという意味ではありません。10人のうち3人にがんの縮小が見られたという意味です。そし

抗がん剤治療とは

抗がん剤は悪性腫瘍（がん）の増殖を
抑えるための薬剤。
制がん剤ともいわれる。

抗がん剤を投与
↓
一定の割合の人に
がんの縮小がみられる

奏効率 **20%** ……▶ 保険承認の土台にのる
奏効率 **40%** ……▶ 非常に有効な抗がん剤

＊奏効率＝治療の実施後に、がんが著しく縮小したり
CTやMRIの画像上確認できなくなったりした患者の割合

てその縮小していた期間が最低1カ月あれば有効と判定されます。

たとえ3カ月後に、がん細胞に耐性ができて薬が効かなくなり、がんの大きさが治療前の倍の大きさになっていたとしても、その人は有効であった30％に含まれることになります。そしてその薬を使った残り70％の人は、がんの大きさは変わらないか、あるいは大きくなっていたことを意味します。奏効率が30～50％だとして、この数字を高いと見るか、低いと見るかは、考え方次第でしょう。

またよく使われる数字に、「○年生存率」というものがあります。「5年生存率が30％」といえば、その治療をした結果、5年後に生きている人が30％程度いるということです。逆にいえば70％の人は5年後に亡くなっているし、30％の人も治っているわけではなく、生きているというだけで、がん闘病中の人も多く含まれています。

この説明は皆さんを絶望させるために書いたのではありません。事実を知っていただくために書きました。現在の抗がん剤の有効性は、決して高い印象ではないかもしれません。だからこそ患者さんには、この数字をさらに上げるためには何をすればいいのか、考えるきっかけにしてほしいと思います。

8 抗がん剤との向き合い方

抗がん剤治療は、多くの患者さんが疑問や抵抗を覚えることが多いようです。治療にあたって、「この治療でがんが治るわけではない」と医師から説明を受けることも多いうえに、治療で症状が改善せず、逆にどんどん具合が悪くなることも多いからです。「どうせ治らないのに、なんでこんな苦しい思いをしなければいけないのか」と、治療を拒否する方もいます。

しかし、たとえ一時的であれ、**抗がん剤によってがんが縮小することが、ある程度認められているのは事実です。全身治療として抗がん剤以上にがんを効果的に縮小させる方法は今のところありません。**だからこそ患者にとって有益と判断され、標準治療とされているのです。

ですから**目先の苦しさにとらわれて、意味がないと判断するのは得策ではありません。**抗がん剤治療を行う医師は、患者さんにとって一番メリットがある治療だと考えているからこそ勧めているのです。決して患者さんを苦しめるために抗がん剤を投与しているわけではありません。

抗がん剤をやめるとき

このように治療するかどうかが問題になる抗がん剤治療ですが、いずれにせよ、**抗がん剤治療は必ずやめるときが来ます。**それは大きく分けて次の二つの場合です。

一つは抗がん剤を使っても、がんが縮小せず、抗がん剤が効かないと判定されたときです。効かない抗がん剤を投与し続けることは、副作用のみを与え続ける、いわば毒を盛り続けることになります。

ですから抗がん剤治療をするときは必ず定期的に検査をし、有効であるかどうかをチェックします。有効でないなら、すみやかに抗がん剤をやめなければならないからです。

もう一つは、治療効果に関係なく、副作用が強くて患者さんが耐えられないときです。たとえば副作用で、白血球や血小板が減りすぎる、肝臓や腎臓の機能が低下して危険な場合などでは、医師側が検査結果を見て判断する場合もあります。また患者さんがだるさなどの症状が強くて自らの意思でストップをかけることもあります。

自覚する副作用が強いため抗がん剤治療をやめたいと医師に言ったところ、「抗がん剤治療は我慢して受けるのが当たり前。多少は我慢してください」「死にたくなかったら続けたほうがいいですよ」などと言われたという話を患者さんから聞くことがあります。

しかし副作用がどれだけ苦しいかは、本人にしかわかりません。もし「こんな苦しい治療を続けるくらいなら死んだほうがまし」と思うほど**治療に抵抗を感じるなら、医師にはっきりとそのことを伝え、抗がん剤治療をやめるべきです。なぜなら治療は医師のためにするものではなく、患者がよりよく生きるためのもの**だからです。

医学的に有益であると証明された治療を患者さんに勧めるのは専門家としての義務ですが、**治療を受けるかどうか決めるのは患者の権利であり、あくまでも決定権は患者側にあります。**遠慮することはありません。もし**どうしても嫌なら、主治医にはっきりとその気持ちや決断を述べるべき**です。

ただし、その結果は自己責任です。決して後悔しないように決めなければいけないことは十分意識してください。抗がん剤治療をやめると、副作用がなくなり身体が楽になりますが、寿命は短くなるかもしれません。一方で副作用がなくなり寿命が延びることもあり得ます。

やめた結果、寿命が長くなるか短くなるか、それは誰にも分からないのです。患者さんの決断が正しくてもそうでなくても、医師がその責任を負うことはできません。ですから、抗がん剤治療を継続するかどうかは、あくまでも患者さんの意志で決めるしかないのです。

抗がん剤治療を中止する決断を下すのは、医師にも患者にもつらいものです。もし抗がん剤の代わりに始められる治療があればいいのですが、それがない場合は医師も中止を伝えるのは苦しいですし、患者さん自身も、その事実を心理的に受け入れられません。

そのため、藁にもすがる気持ちで、本来は中止するべき抗がん剤を続けてしまうこともあります。

「以前よりがんが大きくなって抗がん剤が効かないと判断されたけれど、もしかしたらこの薬の効果があるからこそ、この程度の進行で済んでいるのかもしれない」とか、「一度効かなくなった薬だけど、もう一度やれば、また効くかもしれない」と考えてしまうからです。

抗がん剤をやめて元気になる患者

しかし、有効でないと判断された抗がん剤治療を続けることは、副作用だけが続くことになり、その結果、身体の免疫力まで下げて、がんの増殖を助長することになってしまいます。

ですから抗がん剤が有効でないと判断された場合には、抗がん剤治療を継続することに何のメリットもないということを自覚し、治療を中止する勇気を持つことも大切なのです。

抗がん剤の抗腫瘍効果が認められなくなったら、あとはなるべく自分の免疫の力に頼り、少しでもがんを攻撃している免疫の力を温存し、できるだけ高めることが延命につながります。抗がん剤を中止すれば副作用が軽減され、体調もよくなります。**抗がん剤をやめて初めて、「体調が悪かったのはがんのせいではなく、抗がん剤のせいだった」と気づく患者さんは多い**ものです。抗がん剤をやめると、多くの方は食欲が出て、元気になってきます。

効果がない抗がん剤治療の場合、治療をやめることによって、結果的に免疫を上げることにもつながり、がんに対する抵抗力が上がることもあるのです。

有効でなくなった抗がん剤治療を続けるより、抗がん剤治療をやめる判断をしたほうが、副作用の症状が消えて元気になり延命につながることもある。そのことはぜひ知っておいていただきたいと思います。

9
抗がん剤は標準治療なのか？

ここまで代表的な標準治療の一つに抗がん剤があることを説明してきましたが、正確には、**すべての抗がん剤が標準治療というわけではありません。**この点は多くの人が誤解しがちです。

抗がん剤にはたくさんの種類があります。そのうち**「ある種類のがんに対しては、この薬とこの薬が効く」というように、統計的に優れた効果が認められた組み合わせだけが、そのがんに対する標準治療とされています。**それ以外の抗がん剤や薬の組み合わせは、決して標準治療とは呼ばれません。

第5章の3「医師や病院と、どう関わるか」でも説明したように、がんの標準治療の内容は、学会などを通して決まっています。ですから、**行く病院や担当する医師によって標準治療の内容が変わることはあまりありません。**標準治療の中での優先順位が変わる程度です。

もし標準治療以外の抗がん剤治療を行うとすれば、それは〝試しに行ってみる〟という研究的な要素が入ってきているもので、これは臨床研究と呼ばれ、決して標準治療ではありません。

このような臨床研究（治験）が患者の承諾なく行われることはありません。もし行うなら、必ず治療についての詳細な説明があり、研究の対象者として参加するかどうか、患者の意思を聞いてくるはずです。

第7章 治療で目指すべき目標

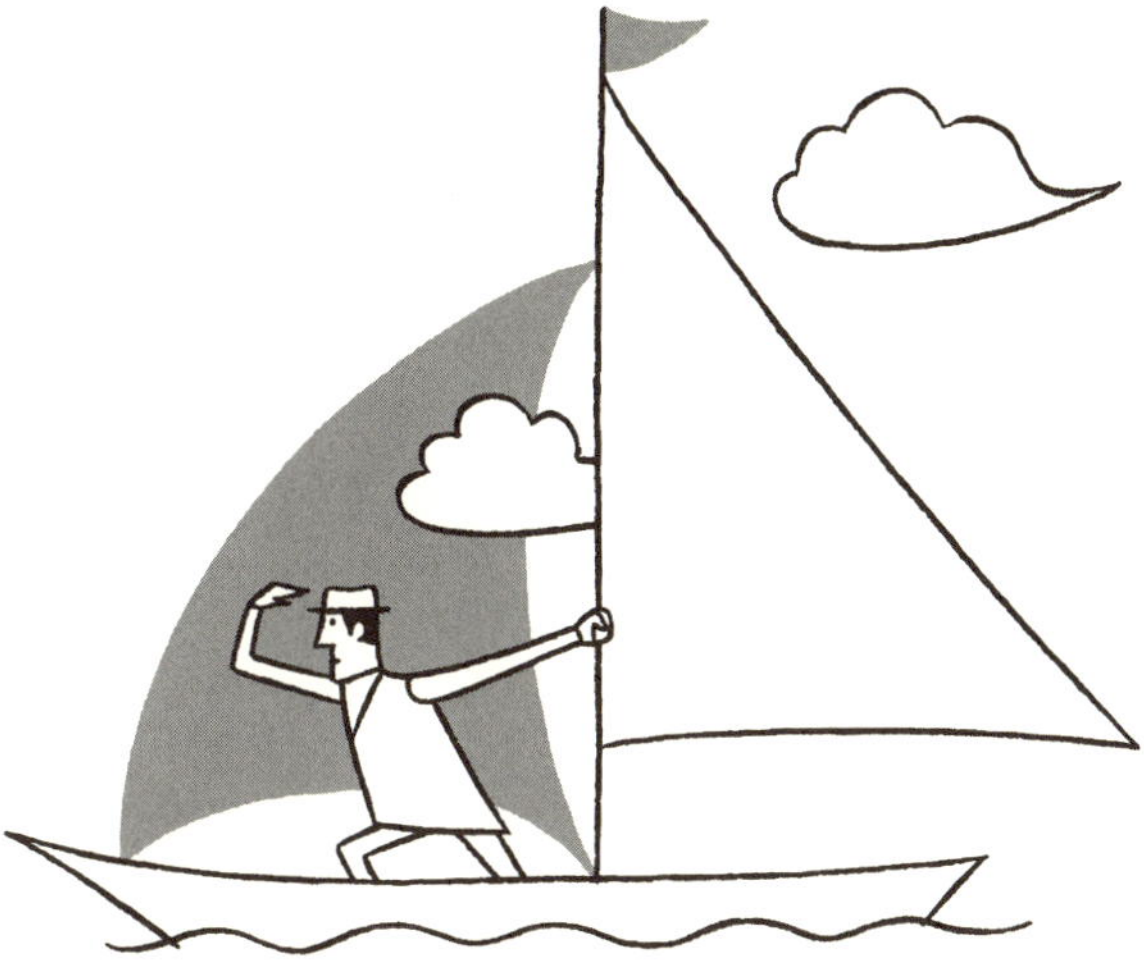

Q
がんを完治させることはできますか?

A

がんは完治させるに越したことはありません。
しかし、同時にがんを完治させるのは難しいという
現実も見なければいけません。
治療の目的はがんを「完治」させることだけでしょうか？
大切なことは
元気に生きて本来の寿命をまっとうすること、
即ち「延命」ではないでしょうか。

1 治療の現実的な目標を見失わない

誰もが病気を完治させたいと思うのは当然のことです。がんのように命に関わる病気であれば、なおさらでしょう。しかし、**がん治療では、時として完全に治ることを目標に設定しないほうがいい**ときもあります。

誰しも若いころは、病気やケガは完治するのが当たり前だという感覚を持っているでしょう。しかし、たいていの人が、年齢とともに、病気やケガの経験を重ねるうちに、「これは完全に元通りにはならない」という事実を受け止め、病気や身体の機能の低下と「うまくつきあう」ことを覚えるようになります。

ただ、これまで健康で、病気らしい病気をしたことがないという人ほど、がんになっても「完治」を目標に頑張ってしまう傾向があるように思います。これが患者さんにとっては結果的に害になってしまうことがあるのです。

治療を受ければ、必ずその結果が気になります。がん治療では治療による合併症や副作用などのデメリットもさることながら、その結果が心理的に大きな影響を与えます。治療の目標が成し遂げられればいいのですが、成し遂げられなかったときには、死を意識する大変な病気ですから、期待と現実のギャップがＱＯＬ（Quality of Life＝生活の質）を著しく損ねてしまうのです。現実的ではない、無理な治療の目標を立ててしまったせいで、悲観的になることは避けなければなりません。

がんという病気を知って現実的な治療目標を立て、大切な時間を浪費しないようにすることが重要です。

完治ではなく延命を目指す

何度も言うように、がん細胞が身体にあるからといって、即、死を意味するわけではありません。**早期がんであれば手術で完治することは十分にあり得ます。**しかし進行がんの場合、手術後の補助療法で完治を狙える場合もあるとはいえ、**手術でがんが身体からすべてなくなる、つまり完治することは、残念ながらそう多くありません。**

がん細胞は一つでも残っていれば、確実に増えていきます。それががん細胞の性質であり、この性質が突然消えてしまうことは考えにくいものです。だからといって「完治しないなら、もうダメだ」という考えも適切ではありません。なぜなら、たとえ完治せずに身体の中にがんが残っていても、症状も不自由もなく生活し本来の寿命まで普通に生きていたら、**結果的にがんが治ったのと同じ**だからです。

つまり時として、**がん患者が目標にすべきなのは、「完治」ではなく、本来の寿命をまっとうする日まで不自由ない生活を続ける「延命」ではないでしょうか。**

しかし病状は患者さんによって千差万別ですから、皆が同じ目標というわけではありません。治療を受ける段階での病状によって、患者さんが持つべき現実的な目標は変わります。以下にがんの状況ごとの治療の目標を掲げてみましょう。

❶画像上、がんが見えなくなっている場合

がんと診断されたにもかかわらず、今現在、画像上にがんを確認できないというような状況が時としてあります。それは多くの場合、手術後です。診断されたがんを取り除いた後ですから当然です。このようなときは、手術によって一個たりともがん細

胞が残っていない完治の状態もあれば、実は見えないだけで、がん細胞が残っていることもあります。

もし早期がんであれば、手術のみで〝がん細胞〟が完全になくなっている〝完治〟の可能性は十分あります。その可能性が十分見込めるときは、手術後に追加で抗がん剤治療が行われることはほとんどありません。治療は手術ですべて終了したと考えてよく、今後の治療の目標も必要ありません。**治ったものと思って普段の生活に戻ればいい**のです。もちろん１００％再発しないとは言い切れないので、定期的な検査を受けて本当に大丈夫かを確認する必要はあります。

残っているがんを、どう治療するか？

しかし、早期がんではなかった場合や、あるいは手術ではなく、抗がん剤や放射線治療が効いて、画像上判別できなくなったような状態（寛解という）ではどうでしょう。

このような場合、われわれ医療関係者は、いくら画像でがんが確認できなくても、がんは細胞レベルで身体に残っているだろうと考えます。したがって、何もしなければば、どれくらい先かは分かりませんが、再びがん細胞が増えて大きくなり、「がんが再発している」と診断を受ける可能性が高いといえます。

ただ、がん細胞が身体に残っているとはいっても、その細胞数は治療前に比べて激減した状態であることに違いはありません。

そこでここからの治療は、激減したがん細胞を完全に叩きつくす〝治癒〟を求めて行います。通常このような状態では、抗がん剤治療が中心になります。また、がん細胞が身体の中でどのように増えるのかを考えれば、同時に免疫を上げる補強的な治療を加えることで、がん細胞を叩きつくす可能性を上げることができるかもしれません。

この段階で行う治療は、がん細胞が残っていることを前提に行います。可能性は低いものの、手術時に取り切れているとか、抗がん剤と放射線治療で完全になくなっている可能性も否定はできません。ただ、治療の最中には、その結果や効果は分からないまま治療が行われています。

しかし、もし、がん細胞が残っていないケースを考えれば、有害なだけの抗がん剤治療を長期にわたって続けることはできません。したがって、ある一定の期間だけの治療となります。

がん細胞を叩き切れたかどうかは、その後の経過を見なければわかりません。もし残っていれば治療後の放置されている期間に、がん細胞は増え続けることになるでしょう。しかし、そうなるかどうかは誰にも分かりません。ですから一定期間の治療終了後は自分の免疫の力のみで、大きくならないことを目標に頑張るしかないのです。

もし残念ながら、目に見える大きさになって再発が確認された場合には、次の❷に治療の目標を変えることになります。

❷画像診断で、がんが確認できている場合

がんと診断されても手術をしない、またはできない場合。もしくは、手術をしても明らかにがんが残っている場合。また、手術はしたけれど、のちに再発した場合などがこれに当たります。このような状況からは、**完全にがん細胞がなくなる〝完治〟は現実的には、ほぼ期待できません。**

したがって、治療目標を「がんをすべて完全になくすこと」にすれば、早い時期に目標がかなわないことを目の当たりにしてしまうことが多いのです。目標がかなわないことを知れば、気持ちはさらに落ち込み、明らかに生活の質は低下してしまいます。

ですから、この場合は最初から現実的ではない目標を持つのではなく、**目標を「普通に生活できる状態を続ける」ことに設定すべきです。**

画像上でがんが大きくなるか、小さくなるかということと、われわれが普通に生活できるかどうかは必ずしも相関しません。

がんの大きさが症状や生活の質を決めるわけではないのです。がんが大きくなっても、症状がなければ本人は気づくことすらありません。それが身体に症状を起こす場所になければ、がんは身体の中に不必要な肉の塊があるというだけのことです。

がん治療の最終的な目的は、がんを小さくすることではありません。

がんの進行を少しでも遅らせて、時には一時的でも縮小させて、**臓器不全になり生命を維持できなくなるのをどうやって防ぐか、どうすれば症状を抑えて普通の生活を送り続けられるか、**ということです。そのことを十分に踏まえて、自分の気持ちを維持できる現実的な目標を立てるべきなのです。

2 治療の目標は「治る」より「元気に長生き」

前項で「進行がんは手術で完治する可能性は高くない」と言いましたが、完治した人がいないわけでもありません。しかし手術を受けたばかりの段階では、治癒したのかそうでないのか、その場ではわかりません。後になって再発があるかないかで結果を知ることになるのです。

手術後の患者さんにとっては、細胞レベルまでがん細胞を取り切れて治癒した人も、そうでなかった人も、手術後の生活を送るうえでは何の違いもありません。

手術後にがんが細胞レベルで残っていたとしても、数が少ないうちに治療をすれば、そこから治癒する可能性はあります。したがって、手術後の再発を抑えたいという患者さんにとっての治療目標は「治ること」に置くべきと思います。

しかし、**がんが身体内にしっかりと確認され、抗がん剤も効かなくなった状態の方であればどうでしょうか。**もちろん、治りたいという希望はどうしても持つかもしれませんが、現実的には難しく、その希望が絶たれるのも時間の問題であるということはすでにお話しした通りです。ですから、より現実的な目標も持つべきです。

患者さんを元気づけるために、ご家族やご友人が発する「治ることを考えて、頑張りましょう」という言葉をよく耳にします。

お気持ちはよくわかるのですが、がんの完治が難しい段階で、現実的に治療を受けている患者さんにとっては、治すという目標を持っても、いずれそうではない診断結果を医師から見せつけられてしまうことになります。

そうなると、治ることを目標に、副作用や合併症に耐えつつ頑張っていたのが急にむなしくなり、以前よりもっと落ち込んでしまう例もよく見かけます。「治るはずだったのに」という気持ちが、重くのしかかってくるのです。

しかし治療の本当の目標は「普通に生活できる状態を続けること」です。つまり、**少しでも元気な状態で長く生きていくこと、すなわち延命です。**

「延命」という表現は、一生懸命治療を頑張っている本人やご家族には、後ろ向きに聞こえるかもしれません。しかし、その意味を本人も家族もしっかりと理解することが重要です。

治療結果を過剰に気にしない

私たちはがんになろうと、なるまいと、命を失うときは必ず訪れます。がんがあると、本来の寿命より死が早く訪れるかもしれません。だからこそ、がんを宣告されることで死を意識して不安になってしまうのです。

しかし、自分の本来の寿命が何年なのかは誰にもわかりません。一つ言えることは、がん治療は本来の寿命ががんによって縮まろうとしているのを、少しでも本来の長さに近づけるための手段になりうるということです。

治療をする医師は、定期的に検査をし、その結果を評価することで、現在の治療を継続するかどうかの判断をします。がんが小さくなれば治療を有効と判断して治療を継続しますし、そうでなければ中止か変更の決断をします。

それにつられて患者の側も、がんの縮小や腫瘍マーカーの低下が治療目標になってしまうのですが、しかしそれは実は本来の目的から離れたことではないでしょうか。

がん治療の目的

【がんは治るのか?】

がんの治癒＝がん細胞が一つ残らずなくなる

▼

早期がん以外は現実にはなかなか難しい……

【進行がんは治らないのか?】

進行したがんは完全な治癒は難しい

▼

がんがあっても症状が出ない場合もある。
重要臓器の機能不全が起こらなければ、
がんがあっても死ぬことはない

【がん治療の目的は?】

がんがあってもなくても苦しまないで長生きする

進行してしまったがんでは
治療の目的は
完治ではなく**元気に延命**

病院で受けるがん治療では、患者は「まな板の鯉」のようなものです。医療水準の高い日本の病院に通っていれば、すでに現代の医学における最善の治療を医師から受けており、検査結果を意識しようがしまいが、治療の結果はあまり変わりません。

しかし、**患者自身が持つ抵抗力・免疫は最終的ながんの治療効果に大きな影響を与えます。がん患者は、がんが大きくなったり小さくなったりすることを過剰に気にするよりは、免疫を上げることに取り組んだほうが、より前向きだと言えるでしょう。**

患者さんが治療後の検査結果に一喜一憂する気持ちはよくわかるのですが、実はそれはあまり意味がありません。それより症状がなくなっていること、そして元気に生活を楽しんで生きていることのほうが大切です。それがすべての段階の患者さんが共通して持つべき、がん治療の目標ではないでしょうか。

第8章 三大治療以外のがん治療

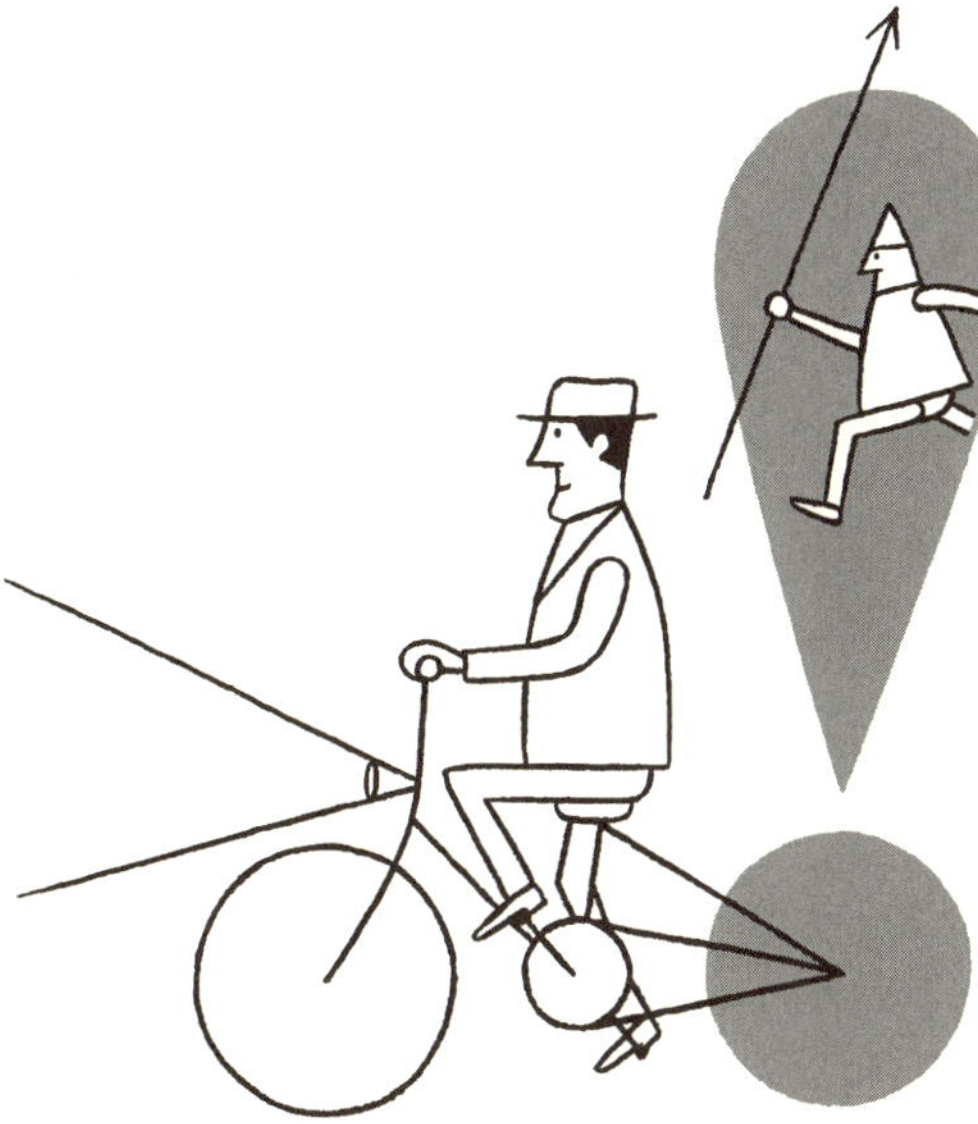

Q
三大治療以外の治療には
どのようなものがありますか?

A

三大治療以外で有効な治療法には
どのようなものがあるのか？
免疫療法や緩和ケア、また保険の問題も含めて
現状を見ていきましょう。

1 代替医療

現在行われているがん治療は、手術、放射線、抗がん剤という三大治療が中心です。

しかし、これ以外にもがんの治療法はあり、その多くが代替医療という分類に相当します。これらの代替医療は現時点で標準治療ではありませんが、決して間違った治療ではありません。がんへのアプローチ方法が違うというだけです。

簡単に言えば、標準治療は、「がん細胞」や「がんの塊」に働きかけるもので、その結果、がんを減らしたり、取り除いたりできることが統計上で証明された方法です。

一方、**代替医療の多くは、がんに対して働きかけるのではなく、私たちの身体にもともと備わっている免疫を高めてがんを攻撃する力を強めようとするもの**です。

第3章でも説明していますが、もともと私たちの身体には「免疫」という身体を守るしくみが備わっており、がんに対する免疫も働いています。代替医療は、主にその免疫の力を高めることを目的にしています。自分の身体にもともと存在する免疫を使うわけですから、ほとんど副作用がないのも大きな利点です。

私は**これらの治療法も、標準治療と並行して上手に利用すればいい**と考えています。私が専門としている免疫療法も代替医療の一つです。

ただ、注意しなければいけないことがあります。患者さんが詳しい情報を持たないまま標準治療を拒否し、治療を代替医療一本に絞ってしまうことです。

代替医療は、病院が推奨するのではなく、患者さんが自ら集めた情報をもとに始めることがほとんどです。患者さんの中には代替医療を扱う医療機関のまことしやかな説明を信じてしまい、まだ通常の医療効果が期待できる段階なのに標準治療を拒否して、治療を代替医療一本に絞る人もいます。これは危険なことです。

医学的効果が証明されている標準治療に対して、代替医療は単独での有効性が証明されておらず、まだ主要な医療とは認められていません。

ですから、**事情に詳しくない患者さんが自身の判断だけで治療を代替医療だけに絞ってしまうのは、患者さんに大きな不利益をもたらす可能性が高い**のです。

代替医療は能動的に行う

また、代替医療をうたった医療機関の中には、金儲けを目的とした、怪しげな機関もかなり多く存在します。医療的に本当に意味があるのか、ただのビジネスなのかの境界線があいまいなこともあり、患者さんが自身で判断するのは大変難しいでしょう。治療法の最終的な選択権はもちろん患者さんにありますが、医学的におかしい治療法に誘導され、患者が不利益を被るのを快く思う医師がいるはずもありません。こうしたことから、がんの専門医の中には代替医療全般に不信感を持っている人もいます。とはいえ、どんな代替医療も有害でなければ選択肢の一つになるはずです。確実にプラスになるかどうか分からなくても、現行の治療に悪影響を与えないのなら、それを利用するのは患者の権利です。

実は害があるものでないこと、怪しいものでないことを確認したうえで、**主治医に理解してもらえれば、それを利用するのは患者にとっても大いに利益がある**ことです。

代替医療のよい点は、通常医療のように医療機関が主導し患者が受け身になる治療ではなく、患者自身が選んで行う能動的なものであることです。がんの治療中はできるだけ前向きな精神状態を保つことが非常に重要だからです。

前向きな姿勢は患者自身の持つ免疫を高めるため、今行われている医療を補助し、がんに対しても抑制的に働くはずです。そのためにも自分から積極的にやってみようと思う治療を試してみることにはとても意味があるのです。

2　第0の治療法＝免疫療法

私が専門としている免疫療法は、よく「がんに対する第四の治療」と呼ばれることがあります。しかし私はこの呼び方に違和感を覚えます。「第四の治療」という呼び名が「将来的に手術・放射線・抗がん剤治療という三大治療と肩を並べる可能性のある次世代の治療」という期待を込めた意味なのはわかります。しかし第四という順番がついていると「三大治療が終わってからすべき治療」と誤解されることがあります。

簡単に勝てないとしても**免疫はがんと常に闘っていますし、がん細胞の排除も行っています。**手術や放射線治療をした後は、残っているかもしれないがん細胞を排除しようと努力し、それなりに抑え込もうと働いています。前述したように、抗がん剤ががんの増殖を抑えている間に、がんを排除するのも免疫の働きです。

つまり免疫を上げることは、治療の一番の土台を強化することです。したがって、「第四の治療」というよりは**「第0の治療」という呼び名がふさわしい**と、私は考えています。土台の治療として、免疫は、いついかなるときでも増強するべきです。

ところで免疫はずっと働いていますが、常に同じレベルで働いているわけではありません。私たちの免疫の力は強くなったり、弱くなったりと変化しています。

そして外部からの助けを借りないと力を上げられない免疫もあれば、患者さんの努力で力が上がる免疫もあります。だからこそ、がんの患者さんは、可能な範囲で自分の免疫の力を上げることが重要なのです。

免疫の力だけでがんの大きさを縮小させることが非常に難しいのも事実です。しかし、免疫が強くなれば、あらゆる治療の結果は変わってきます。手術後にがんが再発するまでの時間が長くなったり、抗がん剤によって得られる効果も強く出るからです。

われわれが生命を維持している限り免疫は本能として必ず働いています。仮にすべての治療が終了し、「もうできることは何もありません」と言われても、免疫が上がることで少しでもがんの増殖するスピードが遅くなれば、結果的に命を落とす理由となる重要臓器の機能不全に至るまでの時間も長くなり、延命できることになります。

ですから**免疫を上げることは、どの時期であっても常に重要**になるのです。

3 免疫療法の課題

免疫療法は、最近でこそ少しずつ認知度が上がっていますが、「効果が疑わしい」と言う医師もいます。「免疫療法をやってみたい」と言う患者に対して、「もう打つ手がなくなってから、最後の手段としてやったらどうですか?」と言う医師がいると耳にすることもあります。しかし**免疫療法は打つ手がなくなってから始めるよりも、できるだけ早く始めたほうが効果は上がりやすい**のです。

免疫療法が一部の医師から評価されにくいのには、大きく分けて二つの理由があります。

一つは医学的に有効であると証明されていないことです。

がんの治療法が医学的に有効かどうかは、いまのところ、「がんが縮小するかどうか」と「延命できるかどうか」で証明するしかありません。

まず縮小するかどうかですが、「免疫療法(免疫細胞療法やワクチン療法)を単独で行ったことで、がんが小さくなりました」と多くの医師をうなずかせるような臨床試験の結果は、現状ではあまりありません。加えて免疫療法は、単独の臨床試験というよりも、抗がん剤治療や放射線治療などと一緒に行うケースが多く、免疫療法単独の効果を医学的に証明すること自体がそもそも難しいのです。

もちろん免疫療法だけでもがんが小さくなることはあります。しかしその奏効率は抗がん剤に比べれば低いものです。

したがって、もし抗がん剤と免疫療法の二つのうち、どちらかを選択しなければいけないという状況であれば、標準治療となっている抗がん剤を使ったほうがいいということになります。ただ、補助的な治療も含めて、免疫療法ががん治療として有効であることは、少なくない医療関係者の認めるところです。奏効率の結果のみで「免疫療法は効果がない」と断じることは本質的とは言えないでしょう。

免疫療法には製薬会社が投資しない

もう一つの医学的な治療効果の基準は、延命できるかどうかです。しかしこれは、がんが縮小するかどうかといった基準と異なり、数カ月でわかるようなものではありません。研究対象となった全ての患者さんの生存期間を長期間にわたって調べなければならないので、かなり長い時間を要します。

そして統計的に効果があると証明するための研究デザインを考えれば、多くの研究参加者、つまり患者さんが必要となり、観察期間も長期にわたることとなるため、莫大な研究費用を調達しなければなりません。

一般的に治療の研究では、その薬を販売する予定の製薬会社が先行投資として多額の費用を拠出します。しかし免疫療法については、製薬会社はなかなかスポンサーになりません。

最近では第4章で記述した免疫チェックポイントに働く薬の開発に製薬会社が参加して免疫療法の開発を進めている事例はありますが、免疫療法全般は製薬会社からの投資が少ない状況です。免疫療法（特に細胞を使う免疫細胞療法）全般には製薬企業が参加するメリットが少ないためです。

なぜなら免疫細胞療法は、がんの三大治療である手術や放射線、抗がん剤などと比べて多くの薬や機材を必要としません。

ですから製薬会社が免疫療法の研究にお金を投資して、免疫療法の有効性が証明されたとしても、その後、その製薬会社の薬や機材が大量に使われる機会がありません。したがって製薬会社が先行投資を行うメリットが少なく、なかなか、免疫療法の研究に意欲的になってもらえないのです。

このようなことから**免疫療法の有効性はなかなか医学的に証明できない**というのが、残念ながら現在の状況です。

しかし治療の意義を考えれば、免疫療法にもわかりやすい効果はあります。何度も述べているように、免疫はすべての治療の基礎になるものであり、**免疫を上げれば標準治療の効果もよりいっそう高まる**からです。

また、免疫療法においてもう一つ問題なのが、**免疫療法の名をかたる悪徳業者がいる**ことです。そのせいで免疫療法そのものが、患者さんだけでなく、医師からも、ある種の偏見を持たれています。これは免疫療法だけでなく、代替医療全体が抱える問題です。

最近、がん関連のビジネスが非常に盛んになってきています。効果に見合わぬ高額な商品を売りつける業者も多く見られます。このような「がんビジネス」の特徴は、医学的にありえないような高い治療効果をうたうことです。それゆえ、**治療効果を高めたいと願う患者さんの「藁をもつかむ」心境がまんまと利用されてしまいます。**

悪徳な〝がんビジネス〟に患者さんが騙される事例があると、免疫療法そのものが、患者の気持ちを利用した悪徳ビジネスのように、一部の医師から断罪されてしまうことがあります。

しかし私は免疫療法自体は意味のある治療法だと確信しています。まず患者さんの利益のために、そして免疫療法への偏見を助長しないためにも、患者さんには悪徳業者にはくれぐれも気をつけてもらうことを願うばかりです。

免疫療法については、次の章でさらに詳しくお話ししようと思います。

4 代替医療と保険診療

海外では利用されているのに、日本では健康保険が適用されていない抗がん剤があります。「これを早く日本でも保険で使えるようにしましょう」という運動が患者さんや家族を中心に起こることもあります。

また、私の専門の免疫療法も健康保険が使えません。

「有効な方法なら、どうして健康保険が使えないのですか」と疑問を投げかけられることもあります。がん治療を受けている患者さんからすれば、健康保険が適用されればどんなに助かることでしょう。しかし残念ながら現段階では、免疫療法が保険適用されるには壁があります。

ある治療法や薬が保険診療の適用になるかどうかは、どのように決まるのでしょうか。

有効性、安全性、原資の確保が認可の基準

新しい治療法や薬が保険適用として認められるかどうかは、**その治療の有効性が認められるかどうかが一番**の問題となります。**安全かどうかも重要**です。

もう一つの視点は、**医療経済的に保険に使えるための原資が確保できているか、つまり健康保険が使えるようになったとして、その負担分を賄えるだけの資金が国にあるか**ということです。

安全性からいうと、たとえばある抗がん剤が海外で使われているからといって、日本でも大丈夫とは言い切れません。欧米人と日本人では身体の大きさも体質も異なります。

もしその薬を使った結果、強い副作用を起こした患者が出ようものなら、それを承認した国が訴えられかねません。保険適用を認めるということは、つまり国がその薬の使用を認めるということになり、国もリスクを負うことになりますから、治療の有効性や安全性が確認できなければ太鼓判を押せないのです。

しかし最近では、海外で利用されている薬などについては、必要としている患者さ

んの要望に少しでも応えるように、承認審査期間が以前よりも短縮化され、少しでも早く利用できるよう国も努力しています。

私の専門の免疫療法は「安全性」ではかなりの面で認められつつあります。しかし問題は「有効性」が認められるかどうかです。

治療を受ける側にとって、免疫療法は良いことばかりに感じると思います。私も免疫療法は、すべてのがん患者に益こそあれ、害はないと思っています。しかし、その有効性を客観的なデータとしてどのように示せるか？　前述しましたが、これはとても難しい問題です。

免疫療法でがんが小さくなったのであれば、誰が見ても客観的にその有効性を示すことができますが、実際には小さくなることはそれほどありません。がんの進行が「明らかにゆっくりになっている」と主張しても、それを証明するには非常に多くの患者さんに参加してもらい、臨床研究という枠組みで実験をしなければいけません。

さらにもしその効果を証明できたとしても、「著しく小さくなる」といったインパクトのある結果ではなく、「進行がゆるやかになる」程度では承認も下りにくく、患者さんからの評価も受けられないかもしれません。

医療費を負担するのは誰？

さらにもう一つ大きな問題は、もし免疫療法が健康保険で認められたら、その**保険での医療費を誰が負担するか**です。それは私たち日本国民が税金として負担することになるでしょう。今、日本で利用される医療費全体の約9割が、税金または皆さんが負担する保険金で賄われています。

現在、がんに限らず、多くの疾患領域で新しい治療法や薬、診断技術などが開発され、次から次へと何千という数の新たな保険適用申請が行われています。国としては使えるお金に限界がある以上、毎年のように何かを削っては何かを増やしていて、担当者は大変な苦労をしています。

しかも日本は、かつてない高齢化社会になりつつあります。国民医療費も増え続け結果的に予算が足りず、自己負担金を上げられないかという議論が起こっていることは皆さんもよくご存じでしょう。

もしも免疫療法が保険で認められれば素晴らしいことだと思います。しかしもし認められれば、それは一部のがんに限定するのではなく、すべてのがんで認めるべきだ、という声が上がるでしょう。そしてそれは早期がんでも末期がんでも同じです。ということは、免疫療法の保険適用を認めると、保険適用患者が一気に増大することになるのです。

しかし免疫療法は一人ひとりオーダーメイドの治療なので、治療コストを下げることにも限界があります。その巨額の医療費負担をどうやって捻出するのでしょうか？通常の医療費を削ることも難しいうえに、それなら税金を増やしますかというと、それも簡単にはいきません。多くの国民に恩恵のある医療への予算を優先的に割り振ると、目に見える治療効果が出にくく多額の費用がかかる**免疫療法が健康保険の適用になるのは、やはり難しい**のかもしれません。

5 緩和ケア

「緩和ケア」という言葉を聞いたことがあるでしょうか。

がんの緩和ケアや緩和医療とは、がんそのものに対する治療ではなく、がんから発生する痛みや苦しさといった症状をやわらげることを中心とした医療のことです。

最近では標準治療が終了すると「ＢＳＣ（ベスト・サポーティブ・ケア）に移行する」などという表現が使われるようになりました。ＢＳＣも緩和ケアとほぼ同じ意味です。

仕方ないことかもしれませんが、緩和ケアやＢＳＣと言われて、最初からこれに積極的な患者さんはあまりいません。「緩和ケアの話が出たら、もう終わりだ」と、後ろ向きにとらえる人が多いようです。

ホスピス（緩和ケアをする施設）を「がん患者が死ぬために行く場所」と考え、話すことを嫌がる人すらいます。一般的な病院では、緩和ケアの専門家ではなく、主治医が治療と並行して痛み止めなどの処方をしているだけなので、患者も自分から積極的に緩和ケアを受けようと思うことは少ないのです。

しかし**緩和ケアとは本来、文字通り病気のつらさや症状を緩和する手当てのことですから、もし痛みや不快感などの症状があるなら、どの段階のがんでも緩和ケアを受診して構わない**のです。

残念ながら、がんを小さくする治療には限界があります。しかし、何度も言うようですが、がん治療の目標は、がんをなくしたり小さくしたりすることとは限りません。できるだけ普通の生活を送りながら、本来の寿命に近づけることです。つまり**自分らしい生活の質＝ＱＯＬ（Quality of Life）を上げて延命すること。そのためにできる医療はたくさんあります。**

ＱＯＬは患者さんの自覚する様々な症状によって、大きく左右されます。ＱＯＬの維持のために大事なのはがんをなくすことより症状をなくすことです。がんの症状が少しでも収まれば、ＱＯＬが維持され、それが免疫を上げることになります。ひいてはがんの進行を抑え、延命にもなるのです。

この症状をなくしたり、やわらげることを専門とした医療が、まさに緩和医療、緩和ケアなのです。ですから**「緩和ケアなど縁起でもない」**と毛嫌いするのではなく、**必要に応じて利用すべき**です。

抗がん剤治療は有効でなければやめるべきだと言いました。しかしがん細胞に対する治療をやめても、人間が人間らしく生きるための医療、つまりは症状があるのならそれを抑える医療は必要です。それには**がん治療の専門医よりも症状緩和の専門医**に診てもらうほうが、より適切な判断が下されることもあります。

緩和ケアはつい敬遠しがちな領域ですが、ぜひ緩和ケアを正しく認識し、適切に役立ててほしいと思います。

第9章 免疫力を上げる

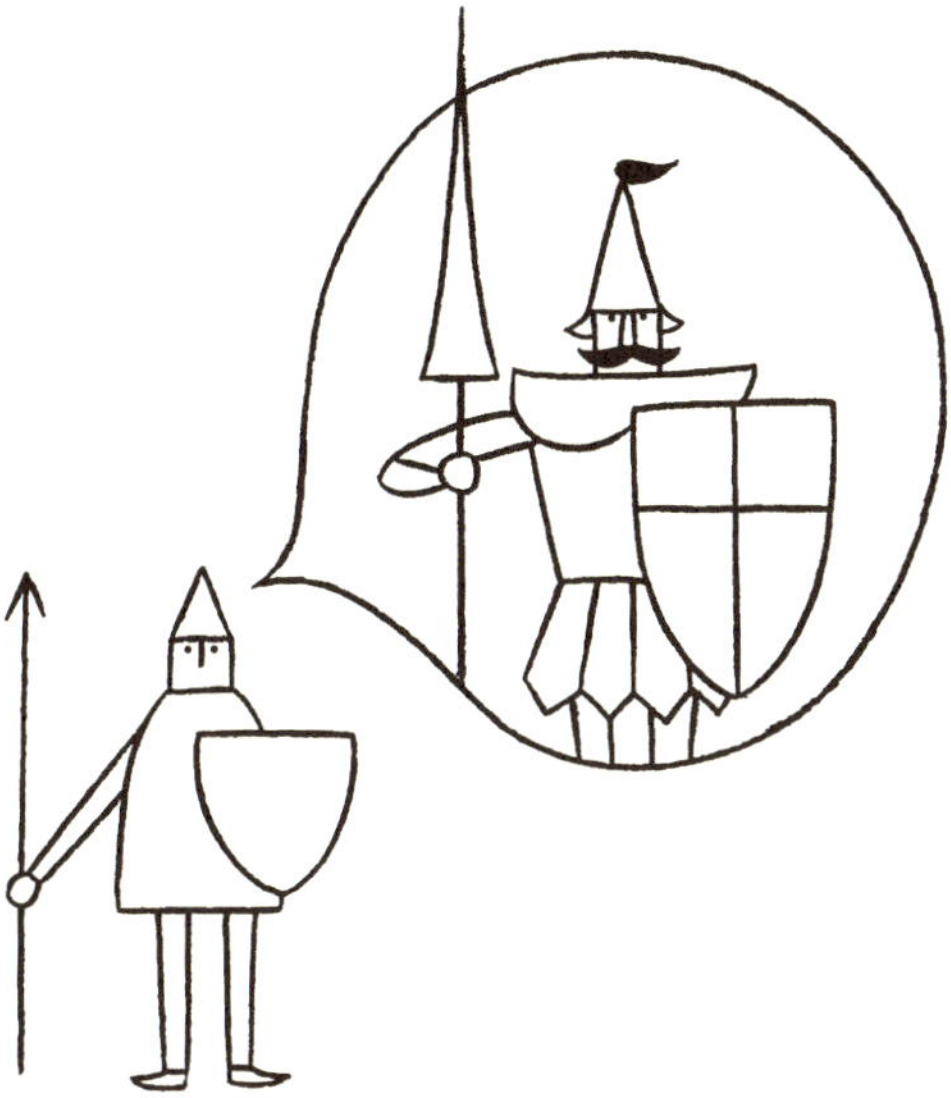

Q がんの治療に有効な
免疫の力を上げる方法はあるのでしょうか？

A

がん治療で免疫を上げることの重要性はお分かりいただけたと思います。

ただ、免疫は本能的な働きで自分の意志で左右できるものではありません。

しかし近年、**免疫の働きを上げる方法がいくつかわかってきました。**

この章では私の専門である、免疫療法についてお話しします。

1　免疫を上げるタイミング

これまでの話で、がん治療でも健康な人の生活でも、免疫を上げることが大切なのはもうお分かりだと思います。しかし免疫は自分で上げようと思っても簡単に上がるものではありません。免疫は私たちの意志とは関係なく働いているからです。しかし医学の進歩によって**免疫の働きを人為的に上げることが可能**になってきました。

それが免疫細胞療法です。これは簡単に言えば、**患者本人の免疫細胞を身体から取り出し、培養して強化を行ってから、また身体に戻すという治療法**です。

免疫療法については「何も打つ手がなくなったら最後に行う」と言う医師もいるようですが、それは免疫療法についてご存じないからでしょう。免疫療法は治療開始時期が早ければ早いほど効果的です。

私は長い間、免疫細胞療法を研究・実践してきて、比較的元気な患者さんのほうが免疫療法の効果が出やすいこと、特に手術をしたばかりでがん細胞が体内にほとんどないときはさらに効果が出やすいことを経験から知っています。それを裏付ける研究結果も多く見られます。

いずれにせよ、**免疫を上げるのは、どんな時期でもどんな状態でも必要なこと**です。がんと診断された直後であっても治療中であっても変わりません。

奇跡のような治療効果を期待しない

しかし私は、**すべての患者さんが免疫療法を行うべきだとは思っていません。**

第一の理由として、治療費が高額なことです。免疫細胞療法は患者さんの血液を採取し、その中の免疫細胞を体外で培養して身体に戻すといった治療であり、その衛生管理などに非常にコストがかかります。また健康保険も使えないため、数百万円といった高額の費用を全額自費で負担しなければいけません。

第二の理由は、がんがどんどん小さくなるといった**劇的な効果があるわけではない**ことです。免疫療法は意味のある治療ですが、奇跡的な効果を得られるものではありません。患者さんによっては満足が得られないこともあると思います。

奇跡のような治療効果を期待して高額な治療費を払ったにもかかわらず、効果がなかったということになれば逆にがっかりしてしまい、QOLの向上どころではなくなってしまいます。

免疫療法は、目的や得られる効果を十分に理解したうえで受けるべき治療です。次項で詳しく説明しますが、もし奇跡のような効果があると説明する医療機関があれば、それは、いわゆる「がんビジネス」であり、騙されている可能性が高いと考えるべきです。自分自身が十分に納得できなければ免疫療法は受けるべきではないでしょう。

しかし、免疫療法を受けないから、免疫を上げられないと考える必要はありません。**免疫療法は免疫を上げる方法の一つであり、免疫を上げる方法はほかにもあります。**その中でできることを見つけ、害にさえならなければ積極的に行っていくべきです。そうすれば、その分だけ治療効果が上がる可能性はあるのです。

魔法のような効果を期待するべきではありませんが、免疫を上げるためにできることは、がんと診断された直後から始めるべきだと思ってください。**始める時期が早ければ早いほど、その恩恵を受けやすい**のは間違いありません。

2 怪しい免疫療法に引っ掛かるな

免疫を上げるといわれる医療にはいろいろなものがありますが、免疫療法にしろ、その他の代替医療にしろ、**免疫を上げる治療にはほとんど副作用がありません。**ですから、どの方法が一番いいかと考えるよりも、**「有害ではない」という確証があれば、可能な範囲で一つでも多く利用する**べきでしょう。

患者さんは、どの治療法が一番有効なのかを調べる実験をしているわけではありません。まさに今、がんの治療を行おうとしているところなのです。命は一つしかありません。可能な範囲の中でどれでも試してみることです。

ただし免疫を上げようとする医療全体にいえることですが、免疫を上げることだけで、がんが治るという夢のような治療法では決してありません。このことをしっかり頭に入れて、説明を聞いたり、治療を受ける判断をしなければなりません。

がん治療に一定の効果のある免疫療法ですが、きちんとした医師の中にも免疫療法を公然と批判する人はいます。彼らがそう考えてしまう大きな理由が、**免疫療法を利用した悪質な医療機関の存在**です。こうした医療機関は営利を最大の目的として、誠実とはいえない治療を行っているからです。

免疫療法を行っている医療機関の中には、「この治療をすれば、医者がさじを投げたがんも治すことができる」というような誇大な宣伝をするところも見受けられます。「われわれの治療の有効率は70％」などと高い数字を言われると、藁にもすがる思いの患者さんの中には高額な治療費を払ってしまう人もいるかもしれません。

標準治療を否定する医療機関は怪しい

しかし、もし本当に70％の治療効果があるのだとすれば、この世に存在するどんながん治療よりも有効であることになります。そんなことはありえません。

免疫療法についてこのような誇大広告を行う医療機関が少なからずあるせいで、すべての免疫療法が金儲けを優先した悪質な治療法のように誤解されてしまいます。長年、がんの免疫療法に誠実に向き合ってきた私としては大変悔しい思いをしています。

免疫療法を実施している機関の中には、標準治療（手術や抗がん剤投与）を否定するところもありますが、それも誤りと言わざるをえません。

標準治療は、手術でも抗がん剤でも、患者さんにとっては苦痛を感じることの多い治療です。それでも患者さんにとって、総合的に有益で適切と判断されて、標準治療というものが決められているのです。

もちろん合併症や副作用はできれば避けたい嫌なものですが、その嫌な点だけを強調して「それに比べれば楽な治療だから」と、患者さんが嫌だと思っている気持ちを利用して、免疫療法を勧める医療機関もあります。その結果、「抗がん剤治療はしません。免疫療法をしているから大丈夫です」と、標準治療を拒絶する患者さんが出てくることとすらあります。

怪しげな医療機関が免疫療法を利用してこのような不誠実な治療を行っているせいで、一部の医師に「免疫療法は人道や医師の倫理に反している」と認識されてしまいます。

残念ですが、たまたま悪質な医療機関にかかった事例を一件見てしまうだけで、免疫療法を行うすべての医療機関が同類と見なされ、免疫療法そのものが大きな批判にさらされることがあるのです。

免疫療法を行う医療機関はこの数年で飛躍的に増加しました。しかし必ずしも誠実に治療を行っている医療機関ばかりではありません。営利を最大の目的として、明らかに現実的ではない宣伝文句を使っているところもかなり多くあるので、大いに注意してください。

本来の免疫療法の目的は、患者さんに身体的に負担をかけずに、少しでも免疫を高めてがん細胞の排除を誘導することです。**現在の免疫療法は、がんを治すというよりも、がんとの戦いを有利に働かせるためのもの**だということを強調しておきます。

3 細胞を教育する

現在、免疫療法の中心になっているのが第4章の4でも触れた免疫細胞療法です。ここで免疫細胞療法について、もう少し詳しく説明します。

これまで説明したように、がんに対して免疫反応がうまく働かないのは、がんが免疫をうまく働かせない性質を持っているからです。その性質を修正すれば、がんに対しても免疫がもっと働くようになります。現在行われている免疫療法のほとんどが、この考え方に基づいて開発されました。

第4章で述べたように、**免疫がうまく働かない一番の理由は、がん細胞が私たちの正常細胞にとてもよく似ているため**です。

もし正常細胞とは似ても似つかない形をしていれば、パトロールしながら異物の存在を探す免疫細胞は、いとも簡単にその細胞を見分けて、直ちに攻撃する細胞を向かわせて異物の細胞を排除してしまうでしょう。

しかし見分けることが難しければ、攻撃する細胞に攻撃指令をかけることは難しくなります。攻撃指令が出なければ、がん細胞を攻撃できる力を持った免疫細胞がいても、活躍の出番はなかなか出てきません。そこで、攻撃役の細胞に人工的に攻撃指令を出させて、がん細胞への攻撃を開始させる方法が考えだされました。

攻撃に備えて待機しているリンパ球という免疫細胞に、戦闘モードになるための刺激を体外で与えることで、強制的にリンパ球を戦闘モード（活性化リンパ球）にするものです。この治療法を「活性化リンパ球療法」といいます。これはがん細胞への攻撃の基本です。

また、免疫細胞が気づいていないような、目立たないがん細胞の特徴を見つけ出し、免疫にその特徴を覚え込ませることで、新たにがん細胞を攻撃するように誘導する方法もあります。

がん細胞は、いくら正常細胞に似ているといっても、詳しく調べていくと、タンパク質のかけら程度のわずかな違いが細胞の表面にあることが、近年わかってきました。

教師の役割を果たす樹状細胞

この特徴を自分の免疫システムが知ることができれば、この特徴を持つがん細胞を攻撃するリンパ球を新たに養成することができるのです。これががんに対するワクチンです。ただし、新たに養成するといっても、その情報をリンパ球に教える教師役がいなければ、がんを攻撃するリンパ球は誕生しません。

この教育する働きを持った、いわば教師のような役割の細胞を樹状細胞といいます。そして新たな情報を認識し、**いつでも教えられるようになった樹状細胞を体内に戻して教育させる治療法を「樹状細胞ワクチン療法」**といいます。

ちなみに、私たちがＢＣＧという結核の予防接種やインフルエンザの予防接種を受けるとき、その異物としての特徴を免疫系に伝えるのも、やはり教師役である樹状細胞です。

樹状細胞が結核菌やインフルエンザウイルスの表面の特徴をとらえて、結核を攻撃するリンパ球をつくったり、インフルエンザを攻撃させるように働くリンパ球に、どんな形の抗体を作ればいいのかを教育するのです。

結核菌やインフルエンザウイルスのような明らかに異なる形の異物であれば、私たちの免疫はすぐに働くので、自動的に樹状細胞が免疫反応の一環として登場し、情報をリンパ球に伝えます。

しかし相手ががん細胞の場合、その特徴は、もともと私たちの免疫が気づいてもいなかった、とても弱いものなので、その特徴だけをワクチンとして注射しても私たちの免疫が自動的に反応を起こすことはありません。

ですから教師である樹状細胞を身体から採取し、強制的にその情報を加えてから打ったほうが効果的だというのが、樹状細胞ワクチン療法の考え方です。

4

熱で〝がん〟を発見する

温熱療法

免疫療法の一つとしても最近知られてきたものに**「温熱療法」**があります。**身体を温めることで、がん細胞を攻撃しやすくする方法**です。温熱療法は比較的古くからある治療法ですが、免疫療法としての効果を期待して臨床の場で取り入れているところは、まだそれほど多くありません。

がん細胞は、正常細胞に比べると熱に弱い性質を持っていることは昔から知られています。がんの部分を含んだ身体を温めると、がん細胞の表面にちょっとした変化が起こります。**もともと目立たなかったがん細胞の特徴が、温めることで表に出やすくなる**ことがあるのです。

私たちの身体は暑いところでも、寒いところでも体温はほとんど変わりません。それは身体が温度変化に敏感に反応し、正常体温に戻そうとするからです。

機械を使って身体を強制的に加温しても、正常組織はすぐに平熱の体温に戻りますが、がん組織はその血液の流れの特殊性から、しばらく高い温度を持続します。

その間、細胞内に隠していたがん細胞の目印が表に出ている状態が起こりやすくなるのです。これは、**がん細胞が自ら手を上げて「実はがん細胞です」と名乗ってくれるのと同じことですから、免疫細胞ががん細胞を見つけやすくなり、攻撃もしやすくなる**というわけです。

温熱療法で免疫が上がる期間は、温められたがん細胞がもとの温度に戻るまでの時間と考えられます。温められた正常組織の温度は、温熱療法に用いる機械のスイッチを切ると、直ちに下がってしまいますが、がんの塊の場合は1～2日ほどは高い温度になっているため、その間に免疫の効果が上がっていると予想されます。

免疫ががん細胞を攻撃しやすくなり、免疫を上げることに少なからず貢献できるのは確かです。これは免疫細胞が働きやすいようにがん細胞に変化を与える免疫療法と言えるでしょう。

温熱療法には、がんのある身体の部分を局所的に温める「局所温熱療法」と身体全体の温度を上げる「全身温熱療法」があります。がんを温めて免疫を上げる効果は、どちらにも認められますが、全身温熱療法ではさらに異なった反応が見られます。

全身温熱療法では身体全体の体温を高めることで、血液中のリンパ球がリンパ管の中に移動して、免疫系からの情報を受け取りやすくなります。それによってリンパ球のような攻撃細胞が、がん細胞の特徴を教えてもらいやすくなり、攻撃モードになりやすくなるのです。このように免疫全般にわたる効果も期待できます。

したがって**温熱療法は、それ単独でも、ときには免疫細胞療法と併用することによっても効果を上げることができます。**化学療法や放射線治療と併用することによる相乗効果はもちろんありますが、治療の土台である免疫が上がることも治療に有利に働くと考えられます。

5 「ポジティブ！」が免疫を上げる

最近一般的にも言われるようになりましたが、**免疫を上げるために、心理的ストレスを軽減することはとても重要**です。**私たちの心の状態と身体を守る免疫は、非常に密接に連携しています。**初めて聞いた人は信じられないかもしれませんが、実際はおそらく誰でも経験していることです。

入学試験に向けて一生懸命頑張っているときに、家族全員が風邪をひいたのに、自分は大丈夫だった、というような経験はありませんか。こういうときは「気が張っていたからだね」と言われたりします。

また風邪をひくのは決まって休みの日という人もいるのではないでしょうか。このようなとき私たちは、「ああ、休みに入って気がゆるんだんだね」「気合いが入っていないからだよ」などと言ったりします。

しかし、よく考えると不思議です。気持ちと、風邪のひきやすさと、どういう関係があるのでしょうか。
それは、気が張ったりゆるんだりするのとともに、私たちの身体の免疫が上がったり下がったりしたためなのです。気の張り方で免疫の力が上下することで、風邪のウイルスの増殖を抑えられたり、逆に抑えることができず風邪をひいたりするのです。**前向きな緊張感があると、免疫の上がった状態を維持できて、多少のウイルスは瞬く間に免疫が叩きのめしてくれるのです。**

「風邪くらいなら気の持ちようで何とかなるかもしれないが、がんのような重い病気は話が別だ」と思うかもしれません。しかしわれわれの免疫は、風邪もがんも区別できません。**あくまでも免疫の働き自体に、心理的な要因が関係している**と考えられるのです。

これは私の主観ですが、**抗がん剤治療が有効な方には、性格の明るい人や前向きな考え方の持ち主が多いようです。**

また認知症の人は自分ががんであること自体を忘れてしまうせいか、治療成績がよかったり生存率が高いことも報告されています。がんでも悲観的にならないので、免疫がよく働き、抗がん剤の治療効果が高く出ると考えるべきでしょう。

これを裏返せば、**「自分ががんであることを知っている」ということが、どれだけ患者さんを精神的に不安定にしているか、気持ちをかき乱しているか、**ということです。**こんな状況では確実に免疫が下がっています。**

ならばその心理状態を少しでも改善できれば、その分だけ免疫は回復することになります。詳細は次章に譲りますが、心理状態を回復させ、できるだけ平常心に近づけることは、がん患者にとって、様々な面で大きな利点となります。

6

免疫を上げる食べ物

自然界には**「これを食べると免疫が上がる」と言われる食品**があります。その多くは**キノコや海藻の類**です。私はこれらの食品に含まれる成分と似たようなものが、私たちの体内にも存在するのかもしれないと考えています。

なぜなら今まで見てきたように、心の状態と免疫は密接に関連しています。しかし実際の免疫の働きは、血液やリンパの中にある免疫細胞の直接的な反応によるものです。一方、心のほうは私たちの頭、すなわち大脳で感じるものにほかなりません。

ということは、おそらく脳から、免疫細胞の働きに変化を与える「何か」がつくり出されていると考えられます。つまり脳からホルモンのような物質が出てくることで、免疫に影響を与えているのではないかという仮説が立てられるのです。

もちろん、このような物質がはっきりと見つかっていない以上、あくまでも仮説でしかありません。しかし見つかっていないから存在しないというのも乱暴な考え方です。**食品の中の成分に薬効があっても不思議ではないし、自然界から経験的に見出され、薬剤として開発されたものも数多くあります。**

免疫を上げると言われるこういった食品なども、主にこのような経験から見出されたものであり、β-グルカンやフコイダンといった免疫を上げる成分が抽出されています。

「自然由来だから安心」は間違い

いくつかの医療機関では、こういったサプリメントもがん治療に有効だったという研究結果が出ており、きちんとした医学的な論文もあります。

われわれも治療にあたり、シイタケの菌糸体からつくられたサプリメントを併用したところ免疫学的に有利に働いたので、その報告をしたこともあります

したがって私は、サプリメントも免疫を上げることで医療をサポートするものとして、時として活用したほうがいいと考えています。

しかし「サプリメントでがんが治る」という見方は正しくありません。あくまでも

免疫を上げることで、がんとの戦いを少し有利に導くだけです。こういったサプリメントは、**「少しでも治療にプラスになれば」くらいに考えて、補助的に利用するほうがいい**でしょう。

このようなサプリメントを利用するとき、必ず注意していただきたい点があります。それは安全性と飲み合わせです。しばしば「食品だから安全だ」とか、「原料を自然から得たものだから安全だ」という言葉を耳にしますが、**食品だから、自然のものだから安全だとは限りません。毒キノコやふぐの毒など、自然界にも人体に有害なものはたくさんあります。**

また、そのサプリメントに有害な成分が入っていないということがどこまで確認され、保証されているかはわかりません。パッケージや説明書をよく読んで、**安全性試験が特定保健用食品（トクホ）の基準に準じて行われているのかなどを必ずチェックする**必要があります。

またもう一つ気になるのが「飲み合わせ」です。サプリメントといえども薬効成分が含まれています。おそらく多くの方が、病院から処方されている薬を飲んだり、薬を投与されたりしていると思います。これらの薬とサプリメントを一緒に摂取したとき、思わぬ化学反応が起こらないとも限りません。

飲み合わせが心配な場合は、**「このサプリメントは、現在飲んでいる薬と一緒に飲んでも大丈夫ですか？」と、薬剤師などに相談してみる**ことをお勧めします。

サプリメントを利用することで、現在行っている治療の妨げになったり、余計な症状をつくり出すことは、絶対に避けなければなりません。

第10章 がん治療と心

Q がんと心の関係を教えてください

A

がんが患者に与える苦しみの大半はがんのためではなく
がんがあると知ることによる心の苦しみです。
この心の苦しみを軽減できれば
その分、がん患者の苦しみが軽減されるのです。

1 一番つらいのは心

私は常々、**がんが患者に与える苦しみの大半は、がんの症状そのものではなく、「自分はがんである」と知っていることによる心の苦しみ**だと考えています。

がん以外の病気にかかったときのことを思い出してみてください。

その苦しみのほとんどは、病気の症状そのものだったのではないでしょうか。扁桃腺炎で喉が腫れて痛み、食べ物が飲み込みにくいとか、気管支炎や肺炎で激しい咳が出てつらいなど、体調の悪さに苦しめられたはずです。

ところが、がんは違います。

がん細胞自体が痛みや不快感などの症状を起こすことはありません。がん細胞の塊が症状を起こすことはありますが、それはかなりがんが進行してからのことがほとんどです。

がんと診断されても、何の症状もない方も多いし、症状があったためにがんが見つかった人でも、治療前や治療中に、症状が自然となくなる場合もあります（症状がなくなったからといって、がんが治ったわけではありませんが）。

がんを告知される前と後で、身体の状態が大きく変わることはありません。しかし心は、たった一日でとてつもなく大きな変化が起こります。

自分ががんであると知って、いつも通りに過ごせる人などいません。食欲もなくなるし、夜、寝付けなかったり、すぐ目が覚めたりします。怒りっぽくなったり放心状態で涙を流す方もいます。

これは患者さんにとっても家族にとっても、本当につらいことです。

そしてこのつらさは残念ながら、ほとんどの場合、完全に消えてなくなることはありません。程度の増減はあるものの、闘病中はずっと、この心のつらさ、苦しさを持ち続けるのです。

つまり長い闘病生活の中でがん患者にとってつらいのは、身体より心だと言えます。

私は診察の際、1〜2時間くらいかけて、患者さんとじっくりお話しします。そして、お話しすればするほど、**がんの患者さんの「苦しみ」は、心のつらさが大部分を**

占めていると思うようになったのです。

がんが身体に痛みや症状を与えるのは、がん細胞が塊になり、その塊が臓器障害を起こしたり神経を刺激したりするからですが、それはがんが相当進行してからのことです。

たった一個のがん細胞が身体にいつの間にかできてから、最後の時間が来るまでの長さを考えれば、がんのせいで身体がつらいのは後半のほんの一時でしかありません。もちろん治療による苦しみもありますが、手術後の痛みや不快感であれば時間の経過とともに消失することもあるでしょう。化学療法の苦しみなら、治療をしなくなればほとんどが消えていきます。

しかし心に与えられた苦しみは、そうではありません。

自分ががんかもしれないと思い始めたり、がんと診断されてから、この苦しみが私たちの生活の活動性を変化させ、そしてQOL（生活の質）に長い期間、大きな影響を与えてしまうのです。

がん患者さんが抱えるもっとも大きな苦しみは、不安や恐怖といった心の問題です。

その意味で、がんとは、とてつもなく大きな心の病でもあるのだと私は思っています。

しかしそれは逆に言うと、**心の苦しみを軽減することができれば、がん患者の苦しみのかなりの部分が軽減される**ということになります。

この章では、その一助となる考え方について述べたいと思います。

2 がんは忘れたほうがいい

がん患者にとって、自分ががんであると知ることは、たまらなくつらいことです。この患者の心の苦しみをしっかり理解している医師は、たとえがん治療専門医であっても、案外多くありません。

私は健康ですが、**自分の父と最愛の妻をがんで亡くしています。ですから、医師の立場からだけではなく、がん患者の家族として、この苦しみを理解できるつもりです。**

だからこそあえて言うのですが、この**心理的ストレスを感じながら時間を過ごすことには、何のメリットもありません。**残された大切な時間をむなしく浪費するだけなのです。

そうは言うものの、急に「残された日々を有意義に過ごそう」とがん患者さんが前向きに変わることなど無理に決まっています。なぜなら、自分ががんであるという意識は、片時も頭を離れないからです。いっそのこと脳から、がんであることを知った記憶がなくなれば、どれだけ毎日が楽になるかと思いますが、自分ががんであること は完全に脳にこびりついていて忘れることなどできません。

いくら元気になったとしても、手術をした人であれば、お風呂で傷口を見れば思い出すでしょう。通院したり、薬を飲んだりするときにも当然思い出します。

テレビでがんについての話題を取り上げていると、すぐにスイッチを切って嫌な記憶を思い出さないようにする方もいるかもしれません。

しかしそのような方でも、本当に24時間、一時も途切れず、がんのことだけを考えているでしょうか。闘病生活が長い方であれば、忘れている瞬間もそこそこあることに気づいているはずです。

それでは、がんであることを忘れているときとは、どのようなときでしょうか。

この質問を患者さんにすると、その答えはまず間違いなく一緒です。寝ているとき、あるいは食事や仕事をしているとき。つまり何かに集中しているときや、ほかのことに気を取られているときです。

特に楽しいことに集中しているときは、気づいたら時間が過ぎていることが多いようです。**がんを忘れて夢中になっていたということは、少なくともその間はストレスから解放され、苦しくない時間を送っていたことになります。**

　ということは、一日24時間の中でがんを意識していない時間を少しでも延ばすことで、つらい時間を少しでも短くできるのではないでしょうか。

　つまり**無理に忘れようとするのではなく、何かに集中したり楽しんだりする時間を長くつくるようにして、がんを意識しない時間を増やすことです。**それが心理的ストレスの克服に一番いい方法だと思います。

3 家族の役割

何かに集中しているときは心理的ストレスを回避できるといっても、すぐにそれができるとは限りません。「よし、頑張って積極的に活動しよう」となればいいのですが、なかなかそうならない場合が多いようです。

患者さんの中には家族以外の人との接触を避け、自宅で何をするでもなく時間を過ごしてしまう人も多くいます。そんな状況に陥ってしまった人はさらに悪循環に陥り、ますます活動性を落としてしまうこともあります。

そんな状態を患者本人が喜んでいるはずはありません。しかし落ち込んでいる心理状態で、重い腰を自らの力で上げるのはなかなか難しいものです。

そこで**重要な役割を果たすのが、家族や親しい知人・友人**です。気持ちが落ち込み、活動するのが億劫になっている人に、「何もしないよりは、何かしたほうがいいよ」と強く助言できるのは、やはり家族や親しい友人しかいないのです。

患者さんの家族は、患者さんを病人としていたわるあまり「おとなしく休んでいたほうがいい」と勧めることがあります。

「がんは大病」というイメージがあるうえ、「大手術をしたから」とか、「とても苦しい抗がん剤の治療をしているから」と思うと、知らず知らずのうちに家族を思う気持ちから、そうしてしまうのです。

しかし、人間は心理的に落ち込んでいるときに、一人でじっとしていると、ものごとを悪く考えてしまうものです。結局、**家でおとなしくさせることは、さらに落ち込んでいくきっかけを患者に与えてしまう**ことになります。

これも普通の病気とがんの大きな違いですが、**がんは治療中だからといって安静にする必要はほとんどありません。**主治医から「自宅で安静にしていてください」と言われることはそれほど多くないはずです。

もちろん手術や抗がん剤治療の直後は確実に体力が低下しています。でもそれはがんのせいというよりも、手術や抗がん剤治療で体力が低下したからです。術後や抗がん剤治療後ではない通常のときも、がんの患者さんを病人扱いすれば、結果的に患者さんは苦しむことになります。

気持ちの落ち込んでいる患者さんは、放っておくとどうしても引きこもりがちです。それでも無理やり誘ってみると、とりあえず気乗りしないまま行動し、気づけば気分転換になっていることがよくあります。

家族や友人は、少し心を鬼にしてでも患者さんを外に誘い出し、一緒に何かするよう促してください。この努力が、患者のストレスを減らすことになります。

4 心が症状を変える

心の状態と免疫には大きな関係があると言いましたが、実は**心の状態と痛みや不快感など身体のさまざまな症状にも相関関係があります。**

私たちが何か症状を感じるのは、それを起こさせる現象が身体の中に起きているからであって、何の理由もなく症状を感じることはあまりありません。

しかし、どんなときも同じように症状を感じているかというと、そんなことはありません。強く感じるときもあるし、あまり感じない場合もあります。それには私たちの心理状態が大いに関係しています。

患者さんにとって、もっとも嫌な症状は痛みでしょう。実際に末期がんの患者さんの中には、痛みを抑えるために麻薬を使っている方もいます。

痛み止めを処方されている患者さんが、薬を飲み忘れることはまずありません。痛み止めが切れて、痛みを感じるのが嫌だからです。それに痛み止めを飲まないと痛くなってくるので、嫌でも薬を飲む時間を思い出すのです。

ところが友人や家族と旅行をしているときは、服薬の時間を過ぎても痛み止めを飲むのを忘れることがよくあります。普段は痛みに敏感なのに、旅行を楽しんでいるときは痛みを感じていなかったことになります。**人間の感覚はこれほどまでに精神状態に左右されるもの**なのです。

痛みだけではありません。人間のさまざまな感覚は、心の状態で大きく変化します。たとえば発表会の出番を待っているとき。「もうすぐ出番ですよ」と言われると、さっきトイレに行ったばかりなのに、また行きたくなることはないでしょうか。あるいはバスでの長い移動のとき。「次の休憩所を過ぎるとしばらくトイレはありません」と言われると、急にトイレに行きたくなります。こんなとき実際にトイレに行くと、尿意の強さにくらべて排泄する量は少なかったりします。

心理的ストレスが感覚を変える

尿意を感じるのは、膀胱に一定量の尿が溜まって神経刺激が脳に達するからですが、緊張や不安のために尿意を感じるような場合、膀胱に尿はそれほど溜まっていません。つまり大した神経刺激でないのに、感知する脳のほうが尿意を感じてしまっているということになります。**これを神経刺激に対する閾値の低下といいます。**

このような閾値の変化は、「あ、もうすぐ出番が来るのか、どうしよう」という緊張や、「トイレがないのに行きたくなったらどうしよう」といった心理的な不安感が起こさせています。

かゆみや気持ち悪さなどについても閾値は変化します。患者さんの中には、がんのある場所を意識して、なんとなく触っていると、不思議とそこが痛くなるという人もいます。また抗がん剤の副作用にとても神経質になっている人は副作用を自覚しやすい傾向にあります。つまり心理的なストレスは、それぞれが持つ心の苦しみだけでなく、痛みや苦しみといった感覚でさえ思った以上に大きく変えてしまうのです。

ということは、**心理的ストレスを克服することができれば、がんを持つ心の苦しみもさることながら、がんや治療がもたらす症状をも軽減させることが可能になる**ということです。

5 心理的ストレスとQOL

本書でも何度か出てきましたが、QOLという言葉を知っている人は大変増えたと思います。"Quality of Life"の略で「生活の質」などと訳されています。

このQOLとは**一人ひとりの人生の内容の質や社会的にみた生活の質のことを指していて、どれだけ人間らしく豊かな生活を送れるかという尺度**でもあります。

病気の治療の目的は病気を治すことではあるのですが、現実的には本来の正常な状態に戻すことであり、その本来の状態とは身体だけでなく心理状態も正常でなければいけません。

現在の医療は、これまでの「ただ長生きすればいい」という考え方から、**「寿命を延ばすことも大事だが、QOLの高い生き方をすることも大事だ」**という考え方に移ってきています。

がんという病気を完治させるのが現実的に難しいことは何度も述べてきましたが、

がん細胞が一つ残らずなくならなくとも、本来のその人らしい生活ができるようになれば、細胞レベルでがんがなくなるかどうかはそこまで気にすべき問いではありません。

つまり**現実的に完治することがないのなら、QOLをいかに高く維持するかのほうが大切**ではないでしょうか。

がん患者のQOLを上げる方法を突き詰めれば、がんから生じる身体症状と、がんから来る心理的ストレスを減らすことの二つに行き着きます。

がん患者の心理的ストレスは、免疫に大きな影響を与えています。気持ちが落ち込んでいると免疫も落ちているのが普通です。

免疫の低下のせいで、がんに加えて感染症などの病気になってしまうことは避けたいところです。

患者さんは、がんと関係がない病気の症状まで、がんによるものだと思い込むこともあります。そのせいでストレスを強く感じて、それが治療に悪影響を与え、がんが増える速度に影響を与え悪化させることもあります。そのような悪循環は避けねばなりません。

心の安定がQOLを上げる

しかし**心理的ストレスをうまく克服できれば、免疫力の低下を抑えるばかりか、上げることもできます。**そうなれば治療効果が上がり、各種の症状が軽減することもあり得ます。

症状が改善すれば、患者さんはますます気分が楽になり、さらに免疫が上がります。このような好循環に持っていくことを、ぜひ目指していただきたいのです。

がん治療では、がんの縮小も大切ですが、もっとも大切なのは、患者さんが人間らしく生きていくことです。それはすなわち高いQOLをどれだけ長く維持できるか、そしてどれだけ私たちの本来の寿命に近づいていくかということです。

その大きなカギは最先端の治療だけではなく、心理的ストレスの克服にあるのではないでしょうか。

「がんなのに明るくなれというのは無茶だ」と思うかもしれませんが、**治療効果を**

上げるためには、まずは心を安定させることが肝心です。それが延命にも、QOLの向上にもつながります。

できる限りでいいので、**落ち着いて穏やかな心境でいられる時間を増やすよう、意識してみてください。**それがこの先の、決して短くない人生を無駄にしないで済むための第一歩なのです。

おわりに

本書はがんを告知された人が、これからがんと上手に付き合って行くための心得についてべたものです。

多くの方は、自分ががんだと知ると、とても平静ではいられません。死刑を宣告されたような気持ちになり、絶望で目の前が暗くなるのが普通でしょう。

しかし、日々がん治療に携わっている身からすると、それほど悲観することはないというのが正直なところです。

むしろ患者さんが絶望して精神的に落ち込んでしまい、免疫を低下させてしまうことのほうが、よほど問題だと常々私は思っていました。

本書でも述べましたが、がんになったからといって、今日明日にでも死んでしまうわけではありません。

現在の最新医学では、がんを完治させることは難しいものの、ある程度、延命させることはできるようになっています。その延命の年数をできるだけ延ばすことを目標にしてほしいのです。

人間には必ず寿命があります。がんになれば、その本来の寿命をまっとうする前に生命を失う可能性が高まります。

がん治療は、仮にがんが治らなくても、本来の寿命に近づけるためのものです。治療の結果、もしがんが身体に残っていても、本来の寿命のほうが早く訪れれば、がんが治ったのと同じことになります。

仮にがんにならなかったら70歳で亡くなる運命だったとしましょう。それが60歳のときにがんだと宣告されたとしたら、治療によって5年でも8年でも延命すればいいのです。

もし10年、延命させることができれば、たとえがんで亡くなったとしても、本来の寿命と同じだけ長生きできたことになるではありませんか。

がん治療は私たちが苦しむために行うものではありません。私たちが私たちなりの普通の人生を、できるだけ元気に過ごし、寿命に近づけるためのものだと冷静に考えれば、自ずとがん治療の日々の目標が見えてくるはずです。

人間は、自分がいつ死ぬか知らないからこそ、笑って生きていられるところがあります。もともと命は有限ですが、あたかも無限に生きられるかのように錯覚しているからこそ、日々、安心して生きていられるのです。

がんとは、命が有限であることを否応なしに思い知らされる病気であり、そこががんの一番のつらいところだと思います。がんになってつらいのは、身体以上に心です。しかし免疫という観点からすると、精神状態の悪化が一番よくありません。本文でも説明したように、くよくよ思い煩うと免疫が下がり、がん細胞を攻撃する力が弱まってしまいます。

本書が精神状態をできるだけおだやかに保ち、気持ちを前向きにリセットしていただくための一助になれば幸いです。

自分や家族ががんであることを冷静に受け止めることから、すべては始まります。

まずは落ち着いて本書を読んでください。もし不安に襲われたときは、何度でも繰り返しこの本を開いてください。

たとえがんであっても、治療をしつつ、なおかつ人生を楽しんでいる患者さんやご家族がたくさんいることを忘れずにいてほしい、と強く願っています。

谷川啓司

著者略歴

谷川啓司

たにがわ・けいし

ビオセラクリニック(東京女子医科大学病院関連施設)院長、医学博士。

1964年生まれ。

防衛医科大学校卒業後、東京女子医科大学消化器外科入局、東京女子医科大学消化器外科医療練士修了。

専門は消化器外科、腫瘍外科。

米ミシガン大学医学部腫瘍外科において免疫細胞療法、遺伝子治療の研究にsenior research fellowとして従事し、医師・大学院生に免疫療法の研究を指導。

東京女子医科大学消化器外科帰局後、外科医としてだけでなく癌免疫細胞療法チームとして癌免疫細胞療法の臨床研究に携わる。

東京女子医科大学医学博士号取得後、2001年ビオセラクリニック開設。

東京女子医科大学消化器外科講師。

Book Design
HOLON

Illustration
平田利之

がんを告知されたら読む本

2015年９月20日　第1刷発行
2018年４月30日　第8刷発行

著者　谷川啓司
発行者　長坂嘉昭
発行所　株式会社プレジデント社
〒102-8641　東京都千代田区平河町2-16-1
平河町森タワー 13階
http://president.jp/
http://str.president.co.jp/str/
電話　編集(03)3237-3732
販売(03)3237-3731
販売　高橋徹　川井田美景　森田巌　遠藤真知子
編集　長山清子　田原英明
制作　田原英明　関結香
印刷・製本　図書印刷株式会社

ISBN978-4-8334-2145-4
Printed in Japan